# L'ASSIETTE DE LA FORCE

Christophe Bonnefont
Julien Venesson

Direction éditoriale : Elvire Sieprawski
Édition : Véronique Molénat, Priscille Tremblais
Conception graphique et réalisation : Catherine Julia (Montfrin)
Photos couverture : © iStockphoto, DR
Photos intérieur : © iStockphoto, © Fotolia, DR

Dépôt légal : 4e trimestre 2012
ISBN : 978-2-36549-016-0

www.thierrysouccar.com


Imprimé et façonné en France
par Pure Impression (34130 Mauguio), 4e trimestre 2018

IMPRIM'VERT® PEFC 10-31-3162

# SOMMAIRE

# INTRODUCTION

**V**ous cherchez des recettes à la fois simples, savoureuses et efficaces pour booster vos performances ? Nous vous proposons notre expertise de consultant en nutrition sportive et d'athlète culturiste depuis toujours grand amateur de cuisine.

C'est après l'écriture de mon livre *Nutrition de la Force* (Thierry Souccar Éditions, 2011), devenu aujourd'hui un guide référence pour la nutrition des sports de force, que j'ai fait la connaissance de Christophe Bonnefont, un ancien champion de karaté artistique aujourd'hui athlète culturiste.

Tout d'abord je l'ai accompagné dans sa préparation à plusieurs compétitions. Mes conseils nutritionnels l'ont ainsi aidé à remporter le grand prix de Washington, à se classer 2^e^ au Gym and Co, 2^e^ au Blanc Classic, 2^e^ au Rippert Show, 2^e^ au championnat d'Europe et 3^e^ au championnat du monde. Par la suite nous avons beaucoup échangé sur la nutrition. Christophe est quelqu'un de passionné et d'ouvert avec une vraie soif d'apprendre. C'est au cours d'une de nos conversations qu'il me fit part de ses recettes « spécial culturistes ». Élaborées pour la cuisine de tous les jours comme pour des repas plus sophistiqués, testées et approuvées par de nombreuses personnes, elles utilisent des ingrédients simples ou spécifiques au milieu de la musculation (comme les protéines en poudre). Christophe est très présent sur Internet, via des forums de culturisme notamment. Et ses recettes lui sont régulièrement réclamées par de nombreux internautes. Nous avons donc eu l'idée de les regrouper dans cet ouvrage qui représente un excellent complément à la *Nutrition de la Force* pour les sportifs de force et à la *Nutrition de l'endurance* (Dr Hughes Daniel et Dr Fabrice Kuhn, Thierry Souccar Éditions, 2012) pour les sportifs d'endurance. Ces recettes et les conseils qui les précèdent pourront toutefois s'utiliser sans avoir recours à ces deux ouvrages.

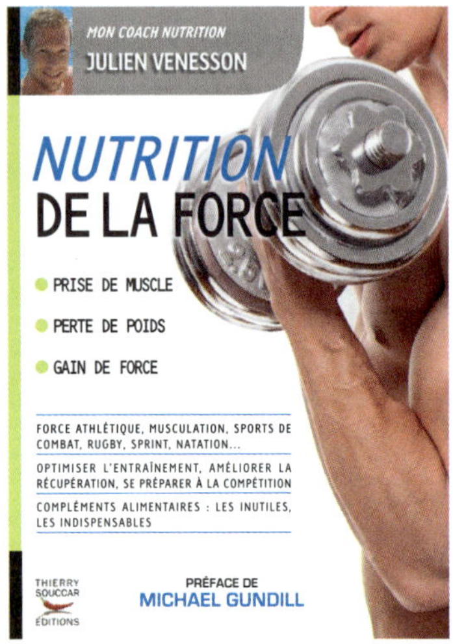


Dans un premier temps, je vais vous indiquer ce qu'il faut manger pour booster ses performances sans renoncer aux plaisirs de la table et sans passer non plus des heures en cuisine. Je parlerai aussi des ingrédients spécifiques au milieu de la musculation : leurs particularités, comment les choisir, où les acheter, etc. Puis viendront les recettes de Christophe, classées en cinq catégories : petits déjeuners, plats, accompagnements, collations, sauces, crèmes et pâtes à tartiner. Chaque recette contient des renseignements sur d'éventuelles variantes utilisables en fonction de vos objectifs du moment (prise de masse musculaire, régime ou sport d'endurance) et est assortie de mes conseils et avis nutritionnels. Pour accompagner les plats, vous bénéficierez en outre parfois des conseils de Philippe Venesson, mon père, qui est un amateur éclairé de vin et de thés, formé dans sa jeunesse par un caviste passionné et très qualifié dans ce domaine.

Vous trouverez aussi des recettes sans gluten et sans produits laitiers dont l'intérêt est décrit dans la première partie. Pour finir, vous découvrirez pour chaque recette les valeurs nutritionnelles calculées pour une personne (calories, protéines, glucides, lipides) au cas où vous auriez un plan alimentaire très précis à respecter.

Julien Venesson

L'idée de faire un livre de recettes diététiques destinées à des athlètes exigeants a germé en moi suite à la publication de photos de mes recettes sur Internet et aux réactions qu'elles ont suscitées. J'ai ainsi très vite été sollicité par un nombre sans cesse croissant de personnes me demandant comment les réaliser.

J'ai créé ces recettes pour rendre mes phases de régime plus agréables, voire plaisantes. Comme beaucoup de sportifs et compétiteurs, le mot régime a en effet longtemps été pour moi synonyme de frustrations alors que la diète restait un passage obligatoire pour atteindre au plus près le physique que je désirais. J'ai connu la frustration, la faim, la lassitude, la fatigue ainsi que l'irritabilité, et l'échec face à un régime mal maîtrisé. Le secret d'une diète réussie sur le long terme ? C'est la facilité à la suivre. Combien d'entre nous sont découragés et désappointés face à des plats insipides et redondants ? J'ai voulu par ces recettes rendre la diététique délectable et variée. Vous trouverez également certains plats traditionnels revisités ainsi que des astuces pour en faire profiter toute la famille.

Parce que mes recettes sont spécifiques aux sportifs, collaborer avec Julien pour ce livre a été une évidence, surtout qu'il est la suite presque logique de son ouvrage *La nutrition de la force*. Ses connaissances et son approche scientifique alliées au côté pratique des mes recettes représentaient pour moi la meilleure association possible pour ce livre.

Ensemble, nous vous disons : faites plaisir à votre corps et à vos papilles !

Christophe Bonnefont

# LE B.A.-BA DE L'ALIMENTATION DU SPORTIF

Dans ce chapitre nous allons passer en revue les notions fondamentales de l'alimentation du sportif. Ces notions vous permettront de mieux comprendre l'intérêt nutritionnel des recettes de Christophe et peuvent aussi vous aider à faire de meilleurs choix diététiques dans votre vie de tous les jours et dans celle de votre famille.

## LE POINT SUR LES CALORIES

Le sportif de force est généralement confronté à trois types d'objectif : la prise de masse musculaire, la perte de masse grasse ou le gain de force. Généralement la poursuite du premier objectif s'accompagne d'un gain de poids, celle du deuxième, d'une perte de poids et celle du du troisième, d'un maintien du poids (c'est une contrainte exigée par les sports de combat par exemple). La notion fondamentale qui sous-tend ces trois objectifs est **la balance calorique**.

En effet la gestion du poids dans l'organisme fonctionne de manière excessivement simple : il s'agit d'un équilibre entre les calories réellement absorbées et les calories dépensées au cours de la journée.

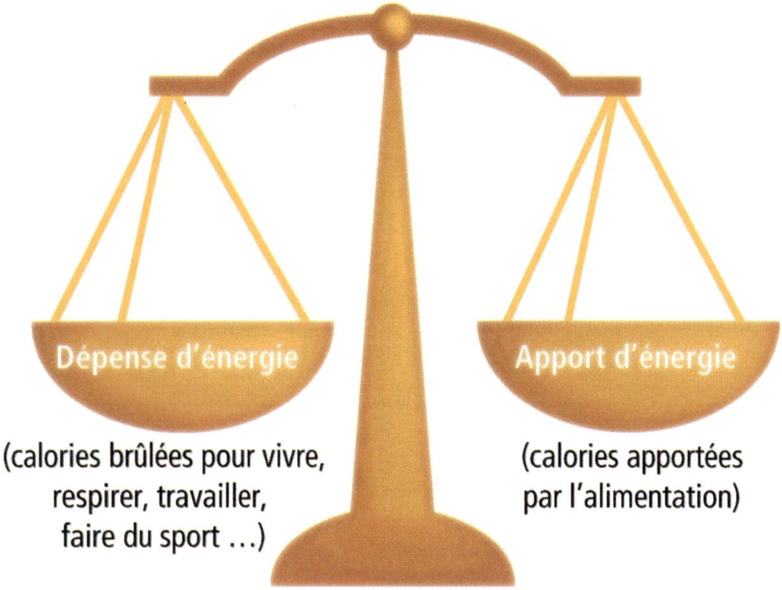


Même s'il est remis en cause régulièrement, ce principe d'équilibre calorique s'applique sans exception dans toute situation. Par exemple lors d'une hypothyroïdie (un déficit en hormones thyroïdiennes), le métabolisme énergétique ralentit : si vous ne réduisez pas votre ration calorique, vous avez tendance à grossir. Si vous mangez moins, alors vous ne grossissez pas. En poussant le raisonnement à l'extrême, celui qui ne mange rien du tout maigrira toujours, même s'il souffre d'un déficit en hormones thyroïdiennes.

Cette notion d'équilibre calorique est fondamentale et doit être constamment respectée. Néanmoins la nutrition n'est pas qu'une question de quantité, la qualité joue également un rôle important : selon les aliments que vous choisirez, votre prise de poids sera facilitée ou au contraire retardée et votre composition corporelle pourra varier sensiblement (plus ou moins de masse grasse). En somme on peut résumer la nutrition ainsi :

- Les calories vont déterminer les variations du poids.
- Le choix des aliments va déterminer le résultat physique et les performances sportives.

## MANGER POUR PRENDRE DU MUSCLE

Dans ce cas, l'alimentation doit fournir au corps l'énergie nécessaire à la construction musculaire. L'apport calorique doit donc être légèrement supérieur aux besoins pour autoriser la fabrication du tissu musculaire. Notez qu'il est également possible dans certains cas de prendre de la masse musculaire tout en perdant simultanément de la graisse (voir *Nutrition de la Force*, Thierry Souccar Éditions, 2011).

Pour prendre du muscle, il faut privilégier une alimentation plutôt riche en protéines (viande, œufs, etc.) et modérée en lipides. La quantité de glucides servira de levier de variation à ajuster selon les objectifs (prise de poids rapide ou lente) ou selon l'apport calorique-cible.

## COMMENT PERDRE DE LA GRAISSE

En phase de régime, l'objectif est de perdre de la masse graisseuse. Malheureusement dans le corps humain les filières énergétiques ne fonctionnent pas de manière sélective, c'est-à-dire qu'il n'est pas possible de perdre uniquement de la masse grasse : on perd également de la masse maigre (masse musculaire, masse osseuse) et bien sûr de l'eau et des réserves énergétiques (glycogène).

L'objectif consiste donc à tenter de perdre autant de poids que possible en minimisant les pertes de masses musculaire et osseuse, indispensables à la santé et pour un bon résultat esthétique. Pour cela plusieurs stratégies doivent être utilisées :

- Maintenir un apport minimal en lipides, nécessaires au bon fonctionnement hormonal (environ 1 g par kilo de poids corporel par jour).
- Augmenter les apports en acides gras oméga-3 pour maximiser la perte de graisses corporelles et minimiser la perte de muscles.
- Envisager de maigrir progressivement, en diminuant les calories en douceur sur plusieurs semaines.
- Garder un bon équilibre acido-basique pour préserver la masse musculaire et osseuse en consommant des légumes abondamment et éventuellement en complémentant son alimentation en sels minéraux basiques (bicarbonate de potassium, citrate de magnésium, eaux riches en bicarbonates, etc.).

Réussir un régime est donc plus délicat que réussir une prise de masse musculaire.

## LES RÉGIMES CÉTOGÈNES

**Dans les commentaires des recettes, je fais souvent allusion aux régimes cétogènes (de type Atkins ou Dukan par exemple). Ces régimes sont très utilisés par les sportifs avant les compétitions. Un régime cétogène est un régime riche en lipides et très pauvre en glucides. En l'absence de glucides, le corps utilise l'énergie des matières grasses en les transformant en corps cétoniques - on dit que l'organisme est en état de cétose. Cette énergie issue des graisses permet au corps de fonctionner normalement. Pour en savoir plus, lire mon livre *Nutrition de la force*.**

## GAGNER DE LA FORCE

Dans cette perspective, on va rechercher un maintien du poids donc un maintien de l'apport calorique moyen. Deux stratégies sont possibles :

- Améliorer la qualité de l'alimentation pour fabriquer un peu de masse musculaire et perdre un peu de gras simultanément. Cela inclut notamment la mise en place d'une bonne stratégie nutritionnelle avant, pendant et après l'entraînement afin d'en maximiser les bénéfices.
- Mettre en place une alimentation cyclique dans laquelle l'apport calorique est augmenté les jours d'entraînement et diminué les jours sans entraînement. Cette stratégie permet également de maximiser les bénéfices de l'entraînement sans variation du poids si l'apport calorique reste globalement identique.

## COMMENT MAXIMISER LES BÉNÉFICES DE L'ENTRAÎNEMENT ?

L'alimentation autour de l'entraînement est l'une des clés pour améliorer les performances sportives, obtenir des gains de force et de masse plus importants. La raison de ce bénéfice est très simple : l'entraînement est un moment particulièrement exigeant pour l'organisme. Pendant cette période, nous détruisons des ressources énergétiques pour fournir de l'énergie aux muscles, c'est ce que l'on appelle le catabolisme. Ces ressources sont :

- la créatine phosphate (source d'énergie à utilisation très courte),
- le glycogène (source d'énergie à utilisation courte et prolongée),

- les acides gras, dans une moindre mesure (source d'énergie à utilisation lente et prolongée),
- les protéines qui sont partiellement détruites sous l'effet de la contrainte mécanique imposée aux fibres musculaires par l'entraînement.

Optimiser l'alimentation autour de l'entraînement consiste tout simplement à restaurer ces ressources le plus rapidement possible pour pouvoir accélérer ainsi la récupération et améliorer la progression à long terme.

## Avant l'entraînement

On recherche avant tout un bon statut énergétique propice à la performance et qui ralentira l'apparition de la fatigue. Les bons aliments pour cet objectif : des glucides à index glycémique bas (voir page 17) qui permettent de maintenir une glycémie stable et d'éviter les « coups de barre ». La quantité choisie variera selon l'apport calorique quotidien à atteindre. Un apport suffisant en protéines est également important pour avoir des acides aminés (les éléments de structure des protéines) dans le sang qui seront utilisés par les muscles dès le début de l'exercice pour ralentir la destruction des fibres musculaires.

Exemple de bonne collation pré-entraînement : 4 muffins au saumon fumé de Christophe (voir recette page 120).

## Pendant l'entraînement

À cet instant la place de l'alimentation solide est réduite à zéro car le système digestif est mis partiellement au repos avec une redirection des flux sanguins vers les muscles. Les compléments alimentaires en poudre représentent donc une collation légitime car ils facilitent le travail digestif (voir page 22). On choisira ici un mélange de glucides à index glycémique élevé ou des protéines sous forme d'hydrolysat uniquement ou sous forme d'acides aminés branchés (BCAA), en sachant que la combinaison des trois (glucides, hydrolysat, acides aminés) donne les meilleurs résultats. Mélangés avec de l'eau, ces trois éléments feront office de boisson de l'entraînement à boire par petites gorgées peu après l'échauffement et jusqu'à la fin de la séance ou en une ou deux fois au cours de l'entraînement. Cet apport en protéines et en glucides à haute vitesse d'assimilation va jouer un rôle crucial pour stopper le catabolisme au cours de l'effort. Il s'agit d'une véritable stratégie qui répond à l'adage « mieux vaut prévenir que guérir » et qui offre à long terme de meilleurs résultats que les vieilles méthodes qui préconisaient un « gavage » en règle après chaque entraînement.

### Après l'entraînement

Bien que de nombreux vendeurs mettent en avant l'intérêt d'une prise de protéines en poudre à ce moment, rien ne la justifie, sauf le manque de temps : si vous n'avez pas la possibilité de passer à table pour un vrai repas dans l'heure qui suit l'entraînement alors une dose de protéines en poudre sera bénéfique. Dans le cas contraire, un repas complet reste idéal. Il comprendra des glucides à index glycémique bas pour relancer la synthèse de glycogène musculaire, des protéines et des lipides, préférentiellement du cholestérol (lire ci-dessous).

Exemple de repas post-entraînement si vous pouvez manger rapidement : un demi-flan aux sardines de Christophe (voir recette page 75) avec 80 g de riz basmati.

Exemple de collation si vous ne pouvez pas manger rapidement : 40 g de whey puis 1h30 plus tard une demi-tarte au thon de Christophe (voir recette page 92).

## ZOOM SUR LES ŒUFS ET LE CHOLESTÉROL

La théorie du cholestérol n'a pas fini de faire parler d'elle. Car il s'agit bien d'une théorie et non d'une réalité. Après le livre retentissant du Dr Michel de Lorgeril (*Cholestérol, mensonges et propagande*, Thierry Souccar Éditions, 2008) qui démontre, preuves à l'appui, que le cholestérol ne joue aucun rôle dans les maladies cardiovasculaires, c'est le livre des Drs Even et Debré (*Guide des 4000 médicaments utiles, inutiles ou dangereux*, Le Cherche Midi, 2012) qui s'attaque aux médicaments hypocholestérolémiants (les statines) les répertoriant comme « inutiles ».

La peur des œufs comme source de cholestérol provient de travaux très anciens menés sur l'animal. Il avait été observé que certains animaux comme le lapin accumulaient le cholestérol alimentaire dans l'organisme au point de finir par en mourir. Quelques années plus tard, la connaissance du métabolisme du cholestérol chez l'homme démontra que ce processus d'accumulation ne pouvait avoir lieu en raison de la présence d'un système de rétrocontrôle au niveau de notre foie : quand nous consommons beaucoup de cholestérol alimentaire alors notre production interne de cholestérol chute et à l'inverse, lorsque nous n'en consommons pas assez, notre production augmente. Le cholestérol est en effet un composant vital pour l'homme qui joue un rôle important à de nombreux niveaux notamment dans le fonctionnement du système nerveux mais surtout dans la croissance musculaire.

Pour réparer les lésions musculaires apparues par suite d'un entraînement de résistance, de grandes quantités de cholestérol sont nécessaires car il joue un rôle important dans la structure des membranes cellulaires. Un apport alimentaire élevé en cholestérol juste après l'entraînement permet de palier cette demande que l'organisme n'a pas le temps de fournir rapidement avec, à la clef, un développement de la force et de la masse musculaire plus rapide. C'est donc une excellente idée que d'utiliser une recette riche en œufs entiers juste après l'entraînement. Mais attention ! Si les œufs sont bénéfiques pour le sportif, ils peuvent aussi être néfastes s'ils ne sont pas de bonne qualité. Cette différence provient de la qualité des autres graisses présentes dans le jaune d'œuf : bénéfiques dans un œuf bio ou label rouge, elles ne le sont pas dans un œuf bas de gamme (poules élevées en batterie).

## UNE NOTION IMPORTANTE : L'INDEX GLYCÉMIQUE

La glycémie est le taux de sucre (glucose) dans le sang. Cette valeur est indiquée en grammes par litre (norme de 0,80 à 1,30 g/L). Une glycémie trop élevée le matin à jeun indique que l'organisme ne stocke pas ou utilise mal le sucre. Si ce problème persiste et s'aggrave, il donne naissance au diabète de type 2, une pathologie grave en raison de toutes les conséquences qu'elle peut avoir. La plupart des aliments provoquent une hausse du taux de glucose dans le sang et c'est en particulier le cas des aliments qui contiennent des glucides.

À l'origine la distinction entre les glucides s'est faite au sens biochimique, c'est-à-dire au niveau moléculaire. Ainsi, on ne distinguait que deux types de glucides :

- **Les glucides simples :** glucose (sucre dans le sang, certains aliments sucrés), fructose (sucre des fruits), saccharose (sucre en poudre), lactose et galactose (sucres du lait), maltose (houblon), etc.
- **Les glucides complexes :** amidon (riz, pâtes), cellulose (fibre végétale), pectine (fibre de la pomme), hémicellulose (fibre des légumes secs), etc.

Les premiers étant censés se digérer rapidement et donc faire monter rapidement la glycémie grâce à leur petite taille et les deuxièmes, plus lentement à cause de leur grande taille.

Malheureusement cette vision simpliste ne tenait pas compte de données élémentaires de physiologie humaine. En effet, l'influence d'un glucide sur la glycémie provient avant tout de sa vitesse de passage dans le sang. Cette vitesse est influencée par plusieurs paramètres dont, principalement, la vitesse de découpe des glucides par nos enzymes digestifs et la nature chimique du glucide. Ainsi, le fructose qui est une molécule simple, est digéré rapidement mais utilisé lentement car il doit passer par le foie avant de devenir utilisable, contrairement au glucose qui est immédiatement disponible. L'amidon quant à lui se digère plus ou moins vite selon sa configuration dans l'espace. Par exemple, une longue chaîne de molécules de glucose comme celle de l'amidon du pain présente une forme peu complexe dans l'espace, proche d'un simple long fil. Cette structure est rapidement et facilement découpée par les enzymes digestifs, accélérant son passage dans le sang et provoquant une rapide montée du taux de glucose sanguin. Les qualificatifs « sucre (ou glucide) simple » ou « sucre complexe » traditionnellement utilisés sont donc insuffisants car ils ne rendent pas compte de la réalité au niveau de notre glycémie. Il y a nécessité d'utiliser un nouvel outil.

Il y a plus de 30 ans des chercheurs ont mis au point la notion d'index glycémique (IG). Désigné par un chiffre compris entre 1 et 100 (l'IG du glucose étant par convention égal à 100), l'IG reflète l'impact réel d'une source de glucides dans l'organisme. Une valeur élevée indique que l'aliment a une capacité importante à élever la glycémie alors qu'une valeur faible indique une faible capacité à élever la glycémie. Mais pourquoi porter tant d'attention à cette glycémie ?

### INDEX GLYCEMIQUE DE QUELQUES ALIMENTS COURANTS

| ALIMENTS AYANT UN FAIBLE IG (< 55) | ALIMENTS AYANT UN IG MOYEN (55-70) | ALIMENTS AYANT UN IG ÉLEVÉ (> 70) |
|---|---|---|
| • Pâtes et nouilles al dente<br>• Lentilles<br>• Pommes<br>• Poires<br>• Oranges<br>• Raisins<br>• Yaourt nature<br>• Haricots blancs<br>• Chocolat noir<br>• Fructose (sucre des fruits) | • Riz basmati<br>• Banane bien mûre<br>• Pain de mie multi-céréales<br>• Ananas<br>• Pâtes bien cuites<br>• Sucre blanc (saccharose) | • Pain (blanc ou complet)<br>• Pommes de terre bouillies<br>• Cornflakes et la plupart des céréales du petit déjeuner<br>• Pommes de terre en purée<br>• Riz blanc cuisson rapide<br>• Riz brun cuit dans un excès d'eau<br>• Maïzena<br>• Glucose |

Source : Foster-Powell, K., Holt, S.H.A., Brand-Miller, J.C. 2002. International tables of glycaemic index and glycemic load values. *American Journal of Clinical Nutrition*, 76:5-56.

Lorsqu'on consomme des aliments à index glycémique élevé, notre corps produit de grandes quantités d'insuline, l'hormone responsable du stockage du glucose inutilisable dans l'instant sous forme de graisses corporelles. Avec un repas à index glycémique faible, la production d'insuline est modeste et le glucose peut servir de source d'énergie plus longtemps sans être stocké. Ce simple phénomène est illustré sur le graphique suivant.

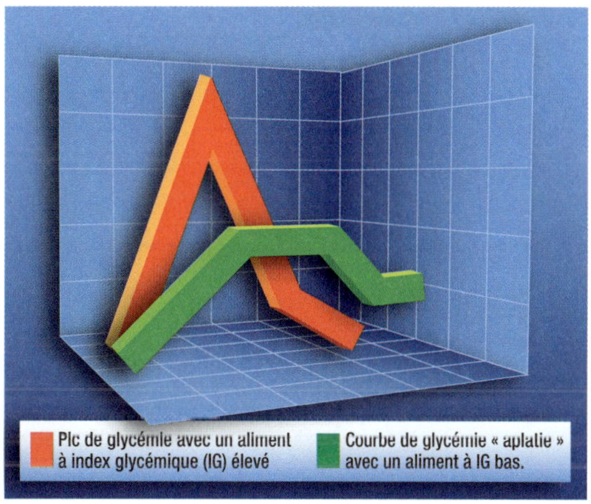


Plus un repas possède un IG élevé, plus la production d'insuline est importante pour faire baisser la glycémie. Conséquence : cette dernière chute rapidement et une hypoglycémie plus ou moins marquée peut apparaître. Ce phénomène d'hypoglycémie réactionnelle se produit typiquement avec le petit déjeuner traditionnel français (pain blanc, confiture, céréales raffinées, etc.) et se manifeste par « le coup de barre de 11 heures » ou une fringale dans la matinée, deux signaux d'une glycémie qui chute trop rapidement.

Avec des aliments à index glycémique bas, le taux de sucre sanguin est plus stable. Il n'y a donc pas de chute de la glycémie : on reste en forme plus longtemps, on a moins faim et les performances physiques et intellectuelles sont accrues. Concrètement pour le sportif la consommation d'aliments à IG bas permet :

- De favoriser la perte de masse grasse au niveau abdominal.
- D'améliorer la récupération et le rendu visuel musculaire (muscles plus « pleins ») via une meilleure synthèse du glycogène, la source d'énergie principale des muscles.

- De mieux contrôler son appétit, un atout fondamental en particulier lors d'un régime ou d'une sèche.
- De préserver sa santé et son pancréas qui est moins sollicité pour produire de l'insuline (prévention du diabète de type 2).

Les recettes de Christophe présentent toujours un IG bas et possèdent donc tous ces avantages. D'une manière plus générale, si vous souhaitez connaître l'IG de vos aliments je recommande de vous référer au « *Guide des index glycémiques* » (Thierry Souccar Éditions, 2011).

## L'IMPORTANCE DES FRUITS ET LÉGUMES

Peut-être faites-vous partie de ces personnes qui n'aiment pas les légumes ? Si c'est le cas vous ratez un excellent moyen de préserver votre santé, d'améliorer sensiblement vos performances physiques et votre croissance musculaire. Voici quelques bonnes raisons de ne pas oublier les fruits et légumes :

- **Ils représentent une importante source de potassium.** Ce minéral intervient dans les mêmes processus cellulaires que le sodium dans notre organisme, souvent de manière antagoniste (l'un chasse l'autre). L'alimentation moderne est trop riche en sodium et trop pauvre en potassium, à cause notamment de l'utilisation abusive de la salière et de la teneur cachée en sel des produits industriels. Il s'agit là d'un véritable problème de santé publique puisqu'un apport excessif de sodium contribue à l'apparition de problèmes rénaux, de l'ostéoporose, de l'hypertension artérielle ou de problèmes cardiovasculaires. Contrebalancer cet effet néfaste par un apport plus élevé en potassium avec les fruits et légumes améliore la santé des artères, préserve le bon fonctionnement des reins, diminue le risque d'accident vasculaire cérébral et maintien une bonne masse osseuse, etc. Cerise sur le gâteau : le potassium favorise une balance azotée positive. Concrètement cela signifie que si vous consommez des légumes en bonne quantité, vous fabriquez plus de muscles en période de prise de masse et vous en perdrez moins lors d'un régime !
- **Ils procurent beaucoup de minéraux alcalinisants :** lorsque nous faisons du sport et que nous mangeons des protéines, nous produisons des déchets acides. Pour préserver le pH nécessaire à son bon fonctionnement, le corps humain utilise ses réserves de sels minéraux alcalins pour tamponner cette acidité, la principale réserve étant les os (une

bonne source de calcium). Ainsi, lors d'un régime le corps produit beaucoup d'acides en raison d'un apport élevé en protéines et d'un apport calorique plus faible, propice au catabolisme de nos propres protéines (muscles). Le corps puise donc dans ses réserves de calcium pour tamponner l'acidité ce qui favorise une perte de masse osseuse et de masse musculaire. Dans les fruits et légumes, le potassium, le magnésium et le calcium sont présents sous forme de sels minéraux alcalins, ils sont donc tous alcalinisants, sans exception. Consommer plus de fruits et légumes en période de prise de masse comme lors d'un régime préserve donc la masse osseuse, la masse musculaire et la santé générale.

- **Les végétaux sont une source majeure de vitamines et oligoéléments.** « Et alors ? Je prends un complément alimentaire multivitaminé, c'est plus simple ! » me direz-vous. Certes mais en consommant des végétaux, vous disposez des formes naturelles des vitamines, globalement mieux absorbées et mieux utilisées. Exemple avec la vitamine B9 : la forme synthétique (acide folique) présente dans la plupart des compléments alimentaires pourrait être dangereuse et possiblement cancérigène à fortes doses contrairement à la forme naturelle (folates), présente dans l'alimentation.
- **Beaucoup de végétaux contiennent des substances anticancer.** Par exemple, les personnes qui consomment plus de légumes de la famille des crucifères (les choux) ont moins de risques de développer un cancer du sein. Globalement la plupart des substances actives des végétaux sont encore inconnues mais il a été montré qu'une consommation plus élevée de fruits et légumes, tous types confondus, était associée à un moindre risque de cancers.
- Des antioxydants puissants : la plupart des compléments alimentaires antioxydants contiennent quelques substances antioxydantes à forte dose (vitamine C, vitamine E, vitamine A) alors que les végétaux **contiennent un ensemble d'antioxydants à doses modérées** ou faibles. On sait aujourd'hui que les antioxydants des végétaux agissent en synergie dans le corps humain et sont bien plus efficaces que les compléments alimentaires de première génération. Conclusion : actuellement aucun complément alimentaire d'extrait de myrtilles ne peut apporter le même bénéfice qu'une consommation régulière de fruits rouges. Ce raisonnement est valable pour la plupart des végétaux. De nombreuses recettes de Christophe sont riches en végétaux et contiennent toujours des lipides. Pourquoi ? Parce que beaucoup de substances antioxydantes sont mieux assimilées par l'organisme en présence de graisses. L'alimentation pauvre en graisses est une hérésie pour la performance sportive comme pour la santé.

## CE QU'IL FAUT SAVOIR SUR L'ALCOOL

Plusieurs recettes de plats sont assorties d'une suggestion de boisson d'accompagnement, vin ou thé. Ce conseil précis et raffiné vous sera utile lorsque vous souhaiterez partager un bon repas convivial. Est-ce que cela signifie pour autant que la consommation d'alcool est recommandée chez le sportif ?

En réalité, **les bénéfices et les dangers de l'alcool sont directement fonction des doses ingérées et du rythme de consommation**. Une petite quantité d'alcool réduit la mortalité cardiovasculaire et le risque de diabète de type 2 alors que des doses plus importantes sont rapidement toxiques pour le foie, le cœur et augmentent le risque de cancer.

Tous les alcools sans distinction sont bénéfiques pour la santé cardiovasculaire avec un bénéfice probablement légèrement supérieur pour le vin rouge grâce à ses polyphénols antioxydants. L'effet protecteur sur le diabète est quant à lui lié à une amélioration de la sensibilité à l'insuline. Ce point est bénéfique pour le sportif : une meilleure sensibilité des muscles à l'insuline permet de mieux stocker le glycogène en présence de glucides au détriment d'un stockage sous forme de graisses.

Si l'on s'en tient aux études scientifiques, la dose sécuritaire d'alcool à consommer (pour laquelle le bénéfice est net et sans risques pour la santé) serait de l'ordre d'**un verre de vin par jour pour les femmes et deux verres pour les hommes**. Toutefois il n'y a pas de chiffre exact car cela dépend des capacités individuelles à métaboliser l'alcool. Une variable importante est notamment notre poids corporel qui détermine le taux de distribution. Si vous êtes un homme d'un solide gabarit, il est probable que vous puissiez consommer trois verres par jour sans aucun danger. Dans tous les cas l'alcool doit être consommé par plaisir et non dans l'objectif d'être ivre ou désinhibé.

## LE POINT SUR LES PROTÉINES EN POUDRE

Le sujet est particulièrement vaste mais rappelons déjà quelques notions de base : les protéines en poudre que l'on trouve sur Internet, en pharmacie ou en magasins diététiques sont fabriquées à partir de lait, de blanc d'œufs, de céréales (riz) ou de légumineuses (soja, pois) déshydratées. Il s'agit donc de produits naturels. Néanmoins beaucoup de fabricants en modifient la composition en ajoutant des substances d'un intérêt douteux et parfois potentiellement dangereux. Il convient donc de choisir les produits les plus simples possibles pour éviter les mauvaises surprises.

Voici les principaux ingrédients que vous pouvez trouver et sur lesquels vous devez vous concentrer :

- **La whey :** cette protéine constitutive du lait à hauteur de 20 % se digère rapidement. On la trouve sous forme de concentrat ou d'isolat de whey. L'isolat est une forme plus aboutie, plus pauvre en glucides et en lipides résiduels que la première, généralement plus digeste.
- **La caséine :** cette protéine constitutive du lait à hauteur de 80 % se digère lentement. On la trouve sous forme de caséinate de calcium et de caséine micellaire. La première est à éviter définitivement, elle est obtenue par une vieille méthode d'extraction qui abîme la protéine et la rend beaucoup moins bénéfique pour l'organisme.
- **Les protéines de blanc d'œufs :** ici il n'y a pas de choix particulier mais sachez qu'en France il ne s'agit pas de blanc d'œufs biologiques. La qualité et la digestion de ces protéines est moindre. Préférez les œufs entiers avec tous les avantages nutritionnels qu'ils comportent (cholestérol).
- **Les protéines de soja, de riz ou de pois :** assurez-vous qu'il s'agit bien d'un isolat.
- **Les hydrolysats :** il n'existe qu'un seul hydrolysat que je conseille pendant l'entraînement c'est le PeptoPro, un produit breveté dont le degré d'hydrolyse est très élevé ce qui le rend particulièrement bénéfique pour les muscles. Attention son goût est légèrement amer. On en trouve rarement pur en magasin, tournez-vous vers les sites de vente en ligne tels que nutrimuscle.com.

Les autres ingrédients représentent généralement des arômes, de la lécithine (pour faciliter le mélange des protéines avec l'eau) et des édulcorants (voir page 25).

Compte tenu de leur caractère naturel, les protéines en poudre ne sont pas des produits dopants. Christophe en utilise parfois dans ses recettes mais il se sert aussi beaucoup de produits laitiers à 0 % de matières grasses (fromage blanc). D'une manière générale, il convient de retenir que les poudres sont intéressantes pour leur aspect pratique. Elles ne sont pas un passage obligé pour le sportif. Si vous ne digérez pas le lactose ou les protéines de lait, Christophe propose des alternatives lorsque c'est possible (« laits » végétaux).

## QUE PENSER DU SUCRE ET DES ÉDULCORANTS ?

Les recettes de Christophe ne nécessitent pas un gramme de sucre mais utilisent des édulcorants. Même si la suppression totale du sucre dans l'alimentation peut sembler un peu extrême, elle ne présente pas d'inconvénients tout en possédant plutôt certains avantages. Nous allons passer en revue ici les produits sucrés et les édulcorants.

### Les produits sucrés

- **Le sucre de table :** qu'il soit roux, complet ou blanc il s'agit toujours de molécules de saccharose. Les vendeurs de produits diététiques argueront que leur produit « complet » est bien plus naturel car il contient des vitamines et minéraux issus de la canne à sucre mais il s'agit d'un argument commercial fallacieux. En effet, la teneur en minéraux est intéressante aux 100 g mais consommer 100 g de sucre est fortement déconseillé ! Concernant le saccharose, c'est une molécule de glucose accrochée à une molécule de fructose. Il présente un IG (lire page 17) modéré mais une consommation régulière apporte d'importantes quantités de fructose à l'organisme. Or le métabolisme du fructose est un peu particulier : il doit passer par le foie et se convertit très facilement en graisses. C'est ainsi que de nombreuses études ont associé une consommation importante de fructose au surpoids ou au développement du diabète.
- **Le miel :** il contient un mélange de divers sucres (saccharose, glucose, fructose, maltose, etc.). Son IG est modéré et sa consistance est un indicateur de sa teneur en fructose : un miel liquide est plus riche en fructose qu'un miel solide. On le choisira donc plutôt solide mais dans tous les cas on veillera à ne pas en abuser. Par ailleurs sa texture particulière et son goût prononcé ne le rendent pas adapté à toutes les préparations culinaires. En termes de santé, s'il semble que certains produits de la ruche présentent un réel intérêt (propolis, gelée royale, pollen), le miel en lui-même ne semble pas en avoir. Comme le sucre, il n'a donc qu'un intérêt gustatif.
- **Le sirop d'agave :** il s'agit d'un liquide sucré tiré de l'agave, une plante qui pousse principalement au Mexique et en Afrique du Sud. Après préparation, le sirop d'agave est un mélange de glucose et de fructose en proportion variable : de 60 à 95 % de fructose et de 40 à 5 % de glucose. Son IG est bas mais sa richesse en fructose incite à la modération.
- **Le fructose en poudre :** il s'agit de fructose à 100 %. Il paraît aberrant qu'il soit fré-

quemment recommandé aux diabétiques en raison d'un IG faible puisque des quantités trop importantes de fructose peuvent aggraver la résistance à l'insuline et, à terme, le diabète. Je ne recommande pas l'utilisation de ce produit.

## Les édulcorants

Compte tenu de la multitude d'édulcorants qui existent sur le marché, nous ne parlerons que des produits les plus connus et les plus accessibles.

- **L'aspartame :** présent dans de nombreux produits alimentaires, sa nocivité a été largement exagérée. Toutefois, en vertu d'un principe de précaution, je ne recommande pas son utilisation. Attention, on le retrouve dans la majorité des produits édulcorants de supermarché (Canderel, marques de distributeur).
- **L'acésulfame K :** souvent utilisé en conjonction avec l'aspartame, aucun effet secondaire n'a été rapporté mais on ne le trouvera jamais seul.
- **La stévia :** la stévia est une plante qui contient un édulcorant naturel, la rébaudioside A, qui possède un pouvoir sucrant 300 fois supérieur à celui du sucre. Aucun effet secondaire lié à sa consommation n'est connu. Édulcorant parfait me direz-vous ? Pas vraiment : la saveur naturelle de la stévia est infâme : sucrée mais très amère. Tous les édulcorants à base de stévia du commerce ont subi des traitements chimiques pour éliminer l'amertume et/ou ont été enrichis d'arômes ou mélangés à d'autres édulcorants. La résistance de la stévia à la chaleur est moyenne et il semblerait que la rébaudioside A commence à être détruite à partir de 180-200 °C. Son utilisation dans les recettes de Christophe semble possible mais elle ne constitue pas mon premier choix.
- **Le sucralose :** il s'agit d'un édulcorant de synthèse qui a fait l'objet de centaines d'études qui ont unanimement montré son innocuité. Son pouvoir sucrant est équivalent à 600 fois celui du sucre de table. Il résiste très bien à la chaleur. C'est donc l'édulcorant préféré de Christophe et celui que je recommande pour ses recettes.

Attention : qu'il s'agisse de stévia ou de sucralose, la plupart des produits vendus en grandes surfaces ou en magasins biologiques contiennent un mélange édulcorant/maltodextrine. La maltodextrine est un glucide qui contient autant de calories que le sucre ! Il faut donc éviter ces produits par principe. Il convient d'acheter l'édulcorant dans sa forme la plus simple possible en gardant à l'esprit qu'on en utilisera qu'une infime pincée en raison d'un pouvoir sucrant élevé. Voir mes conseils d'achats page 157.

## SANS GLUTEN, NATURELLEMENT

Beaucoup de recettes de Christophe sont compatibles avec un régime sans gluten. Le gluten est un mélange de protéines que l'on retrouve dans certaines céréales (blé, seigle, orge, épeautre, kamut notamment) et qui pose des problèmes de santé à un nombre croissant de personnes. En effet, les transformations génétiques imposées par l'homme aux céréales pour en augmenter le rendement ou en améliorer certaines qualités nutritionnelles ont modifié la structure du gluten au point que de plus en plus de personnes y sont devenues intolérantes. Sans compter que de nombreux chercheurs pensent que notre organisme n'est capable de métaboliser que des aliments pour lequel il a été génétiquement conçu, soit tous les aliments disponibles pour nos ancêtres chasseurs-cueilleurs dont les céréales, apparues au néolithique, ne font pas partie.

L'intolérance au gluten franche est une maladie bien documentée qu'on appelle maladie cœliaque mais il existe également une intolérance plus sournoise qui touche un grand nombre de sportifs sans qu'ils le sachent. La différence se fait au niveau des symptômes : s'ils sont francs et forts dans la maladie cœliaque (diarrhées chroniques, malabsorption des minéraux et perte de poids importante), ils sont subtils et insidieux dans les autres cas et peuvent aller du simple mal de tête à l'arthrose, les tendinites chroniques, le côlon irritable et probablement des maladies plus graves telles que la spondylarthrite ankylosante.

Les seules céréales (ou plantes apparentées) sans gluten sont le maïs, le sarrasin, le millet, le riz, le quinoa, l'amarante, le teff et le sorgho. Bien que l'avoine ne contienne pas de gluten, elle renferme une protéine semblable qui déclenche des réactions immunitaires chez la majorité des intolérants au gluten.

La présence du logo ci-contre après le nom de la recette vous indique qu'elle ne renferme pas de gluten.

# LES RECETTES DU PETIT DÉJEUNER

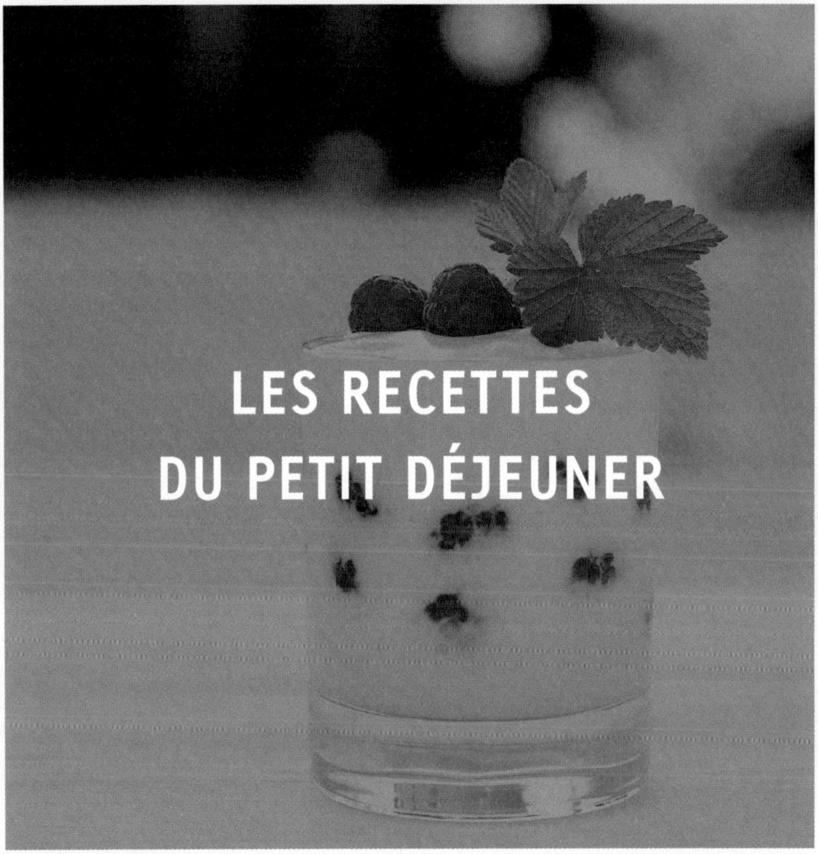

# GÂTEAU AU SON DE BLÉ

397
CAL/PERS

**32 g** de protéines dont 23,5 g animales
**15,5 g** de glucides
**19 g** de lipides

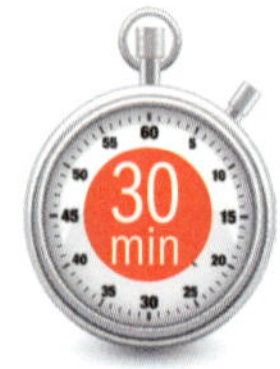


## POUR 2 PERSONNES

### INGRÉDIENTS

- 100 g de son de blé
- 6 œufs entiers biologiques
- 15 g de cacao en poudre de type Van Houten
- 100 mL de lait écrémé ou végétal
- 1 pointe de couteau de sucralose
- Arôme noisette (facultatif)

### OBJECTIFS

→ **PRISE DE MASSE**
Cette recette est peu adaptée à la prise de masse.

→ **RÉGIME**
Cette recette est adaptée au régime.

→ **ENDURANCE**
Cette recette est peu adaptée à l'endurance.

**Préchauffer le four à 250 °C. Séparer 4 blancs des jaunes et les monter en neige avec une pincée de sel, réserver. Mélanger le son d'avoine avec les 4 jaunes et les 2 œufs entiers restant, le cacao, le lait, l'arôme et le sucralose.**

**Une fois l'appareil bien homogène, ajouter délicatement les blancs en neige puis mettre dans un moule à manqué en silicone. Enfourner à 210 °C pendant 20 minutes environ.**

**Laisser refroidir dans le four éteint en laissant la porte entrouverte pour ne pas faire retomber le gâteau.**

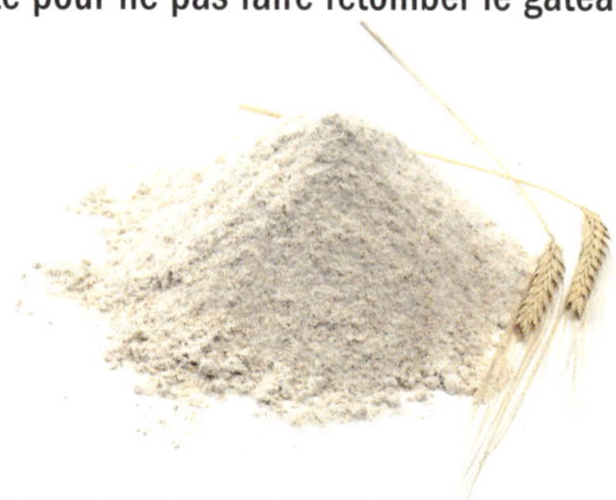

### → L'AVIS DE JULIEN VENESSON

Le gâteau au son est typiquement dans la tradition des recettes du régime Dukan. Utilisable donc au régime. On peut améliorer la recette en utilisant du son d'avoine. Celui-ci contient du bêta-glucane, une fibre soluble qui stimule la croissance des bonnes bactéries de l'intestin. Une consommation régulière stimule également le système immunitaire.

# PORRIDGE À LA BANANE

483
CAL/PERS

**19 g** de protéines dont 10,5 g animales
**89 g** de glucides
**5 g** de lipides

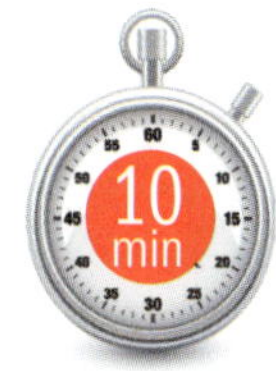


■ POUR 1 PERSONNE

**INGRÉDIENTS**

- 50 g de flocons d'avoine
- 150 mL de lait écrémé ou végétaux
- 1 banane
- 1 poignée de raisins et/ou abricots secs (30 g)
- 1 yaourt nature

**OBJECTIFS**

→ **PRISE DE MASSE**
Rajouter 25 g de flocons d'avoine et 50 mL de lait.
→ **RÉGIME**
Cette recette est peu adaptée au régime.
→ **ENDURANCE**
Cette recette est adaptée à l'endurance.

■ **Dans une casserole, faire cuire le lait et les flocons d'avoine pendant environ 5 minutes, tout en remuant, jusqu'à ce que la préparation soit crémeuse.**
■ **Laisser tiédir. Dans un bol, couper la banane puis ajouter les fruits secs, les flocons d'avoine et enfin le yaourt.**
■ **Mélanger et déguster.**

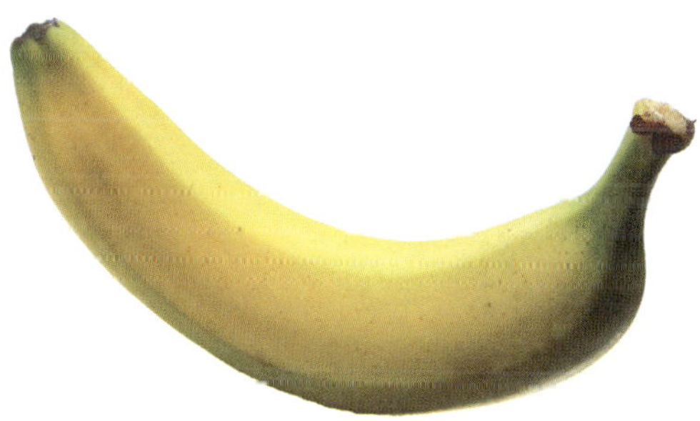

## → L'AVIS DE JULIEN VENESSON

Le porridge est une bonne source de glucides pour démarrer la journée. Pour gagner du temps on peut aussi cuire les flocons dans le lait au four à micro-ondes. Il faudra généralement compléter ce porridge par une autre source de protéines dans le cadre d'un régime ou d'une prise de masse. Les œufs entiers biologiques sont un excellent choix.

# CRÊPES DU SPORTIF

**527** CAL/PERS

**53 g** de protéines dont 50 g animales
**45 g** de glucides
**16 g** de lipides

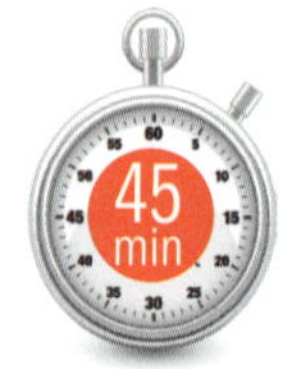


## POUR 1 PERSONNE

### INGRÉDIENTS

- 3 œufs entiers biologiques
- 50 g de flocons d'orge ou d'avoine ou de sarrasin
- 200 g de fromage blanc 0 %
- 1 pointe de couteau de sucralose

### OBJECTIFS

→ **PRISE DE MASSE**
Rajouter 3 blancs d'œufs et 50 g de flocons.

→ **RÉGIME**
Cette recette est pauvre en glucides et en calories donc compatible avec un régime.

→ **ENDURANCE**
Ajouter 50 g de flocons pour une collation adaptée après l'effort.

**Mixer les flocons à sec dans un blender, ajouter les œufs, le fromage blanc et le sucralose. Laisser reposer la pâte ainsi obtenue pendant 30 minutes.**

**Faire cuire les crêpes dans une poêle.**

**Ajouter éventuellement dessus de la compote de fruits sans sucre ajouté ou de la crème chocolatée faite maison (voir recette page 150).**

### → L'AVIS DE JULIEN VENESSON

Les crêpes du sportif sont un moyen simple de préparer un petit déjeuner bon et complet, en particulier si elles sont accompagnées de purée de fruits.

En utilisant des flocons de sarrasin on peut rendre la recette compatible avec un régime sans gluten mais les crêpes auront davantage tendance à se déliter.

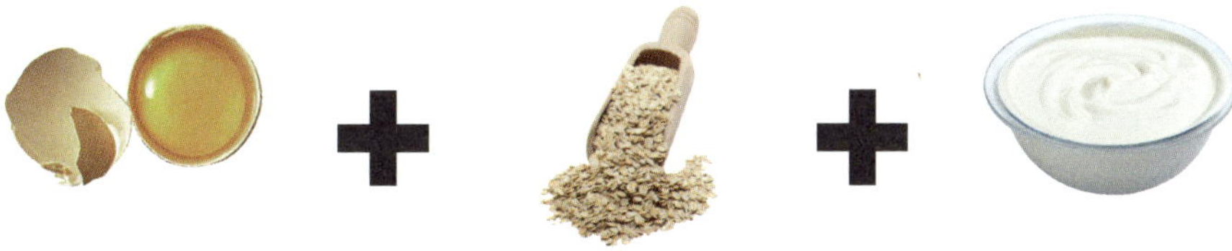

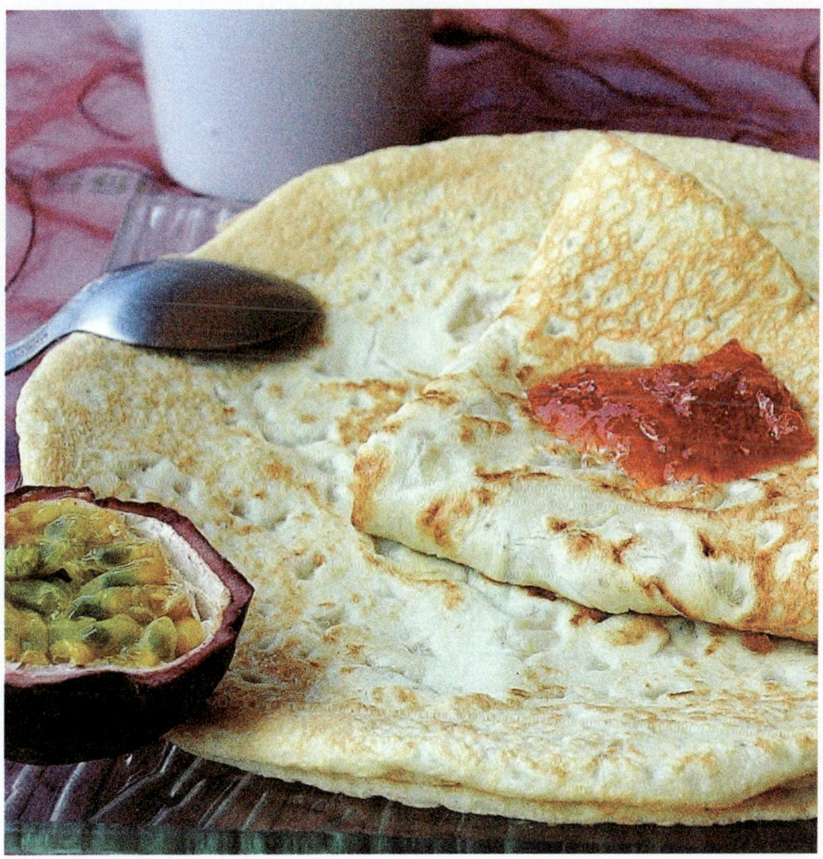

# PORRIDGE POMME-CANNELLE

**470**
CAL / PERS

**16 g** de protéines dont 8,5 g animales
**92 g** de glucides
**3,5 g** de lipides

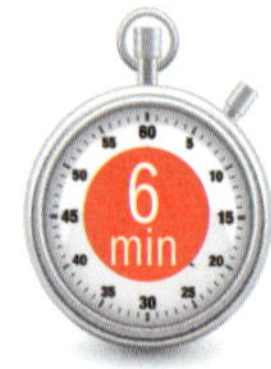


POUR 1 PERSONNE

### INGRÉDIENTS

- 50 g de flocons d'avoine
- 250 mL de lait écrémé ou végétal
- 1 c. à s. de miel ou de sirop d'érable
- 1 pomme
- Cannelle en poudre

### OBJECTIFS

→ **PRISE DE MASSE**
Rajouter 25 g de flocons d'avoine et 50 mL de lait.

→ **RÉGIME**
Cette recette est peu adaptée au régime.

→ **ENDURANCE**
Cette recette est adaptée pour l'endurance.

**Verser les flocons d'avoine, le lait et le miel dans une petite casserole, porter à frémissement et cuire 3 minutes sur feu doux, tout en remuant.**

**Pendant ce temps, râper la pomme. L'ajouter et poursuivre la cuisson sur feu doux pendant 3 minutes.**

**Verser le porridge dans un bol, napper de miel et saupoudrer d'un peu de cannelle.**

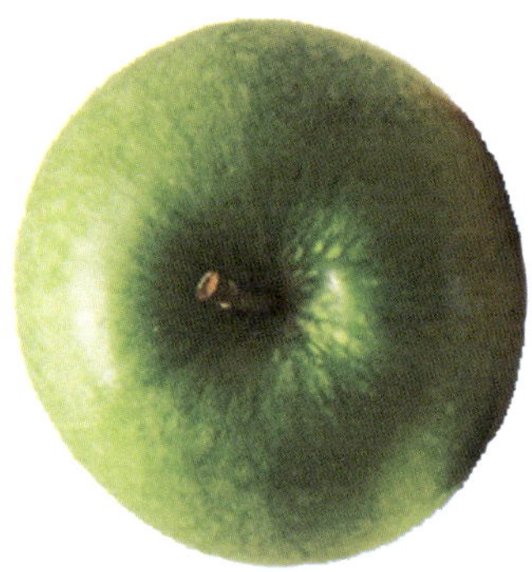

### → L'AVIS DE JULIEN VENESSON

Le mélange pomme/cannelle est un classique toujours agréable. Pour gagner du temps le matin on peut préparer ce porridge la veille au soir et le réserver au frais. Le froid va provoquer une modification de l'amidon, c'est-à-dire que la structure moléculaire des glucides va se modifier pour devenir plus lente à digérer. Par conséquent, un porridge consommé après passage au frais aura un IG plus bas que jusqu'après la cuisson. Mais il sera froid ! À accompagner de 2 ou 3 œufs entiers biologiques au plat pour un petit déjeuner de la performance.

# MUESLI VÉGÉTALIEN

**498** CAL/PERS

**36 g** de protéines dont 0 g animales
**50 g** de glucides
**16 g** de lipides

15 min

## POUR 1 PERSONNE

### INGRÉDIENTS

- 50 g de quinoa (pesé cru)
- 10 amandes au naturel
- 100 g de fruits rouges (surgelés ou frais)
- 1 galette de riz soufflé
- 300 mL de lait soja ou végétal
- 20 g de protéines de soja en poudre

### OBJECTIFS

→ **PRISE DE MASSE**
Rajouter quelques galettes de riz soufflé.

→ **RÉGIME**
Cette recette est peu adaptée au régime.

→ **ENDURANCE**
Cette recette est adaptée à l'endurance.

**Faire cuire le quinoa dans 2 fois son volume d'eau à couvert et à feu doux jusqu'à absorption complète (10 minutes).**

**Dans un bol, mélanger le quinoa cuit, les amandes, les fruits rouges, la galette de riz émiettée puis verser par dessus la protéine de soja préalablement mixée avec le lait.**

**Déguster.**

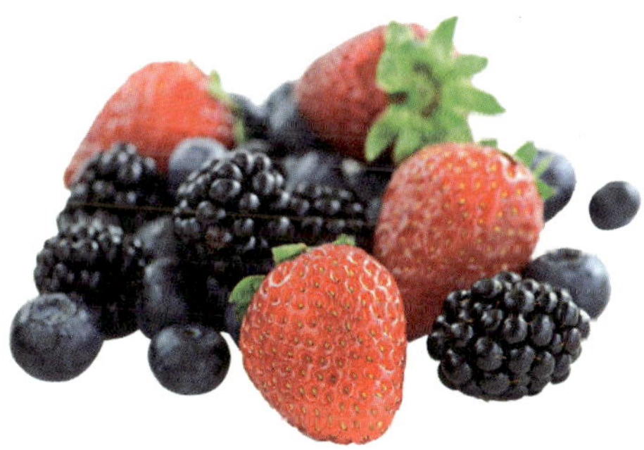

### → L'AVIS DE JULIEN VENESSON

Ce muesli est idéal pour les végétariens et les végétaliens. Le quinoa et le soja contiennent à eux deux tous les acides aminés essentiels, c'est donc une excellente association pour l'apport en protéines. Les fruits rouges et les amandes apporteront de grandes quantités d'antioxydants et de la vitamine E.

# MUFFINS DU SPORTIF

472
CAL/PERS

**28,5 g** de protéines dont 19 g animales
**59 g** de glucides
**14 g** de lipides

20 min

## POUR 1 PERSONNE

### INGRÉDIENTS

- 2 œufs entiers biologiques
- 1 yaourt au chocolat Sveltesse
- 50 g de farine de pois chiche
- 1 pointe de couteau de sucralose
- Pépites de chocolat noir

### OBJECTIFS

→ **PRISE DE MASSE**
Cette recette est adaptée à la prise de masse.

→ **RÉGIME**
Cette recette est peu adaptée au régime.

→ **ENDURANCE**
Cette recette est adaptée à l'endurance.

**Mixer les œufs, le yaourt, la farine de pois chiches et le sucralose.**

**Ajouter les pépites de chocolat puis verser dans des moules en silicone. Cuire au four à 180 °C pendant 15 minutes.**

### → L'AVIS DE JULIEN VENESSON

En lieu et place des pépites de chocolat noir on peut aussi utiliser des raisins secs ou des noix. Comparativement à la farine de blé, la farine de pois chiches est beaucoup plus intéressante nutritionnellement : riche en vitamine B9, en fibres, en protéines et en fer. En revanche l'absence de gluten rend la pâte plus fragile et plus « plate ». Il s'agit d'une recette très rapide à préparer qui peut également servir de goûter car les muffins sont faciles à transporter. Au petit déjeuner on pourra accompagner les muffins d'un fruit ou d'un bol de fruits rouges.

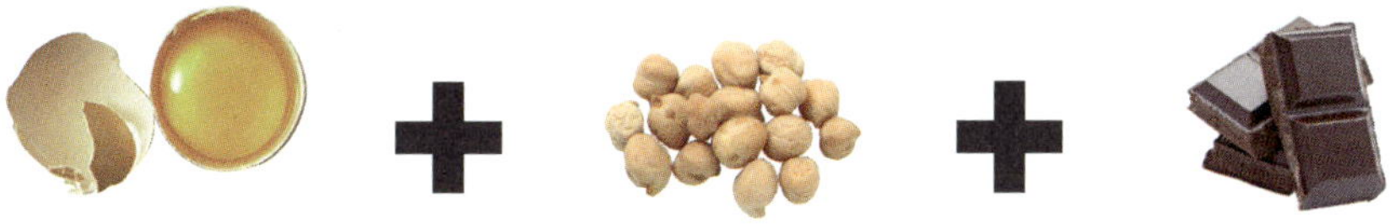

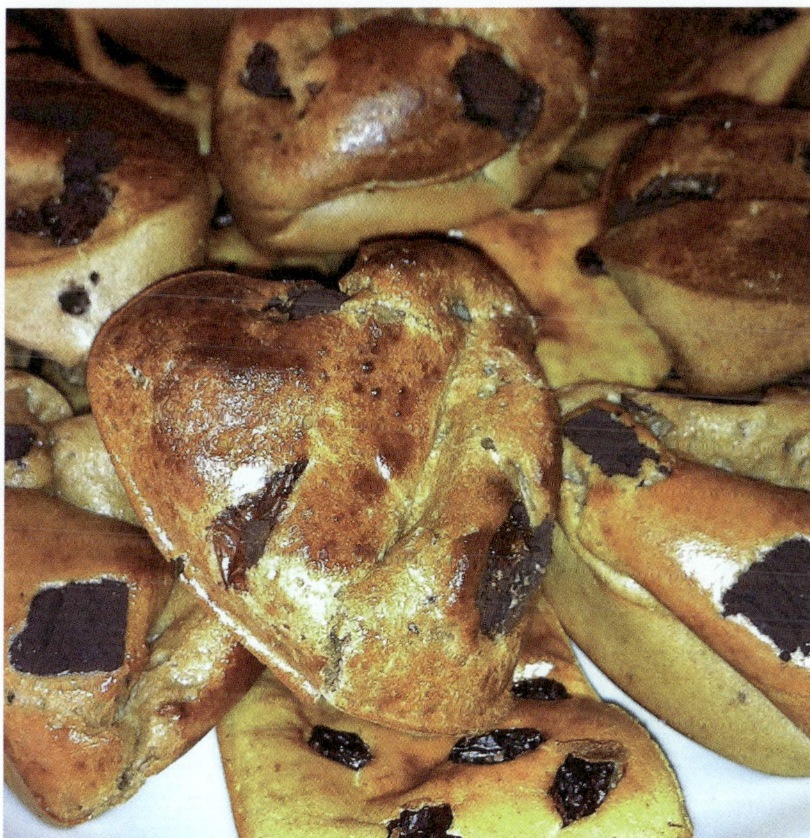

# FLAN COCO-BANANE

180 CAL/PERS

**9 g** de protéines dont 8 g animales
**20 g** de glucides
**9,5 g** de lipides

30 min

POUR 1 PERSONNE

### INGRÉDIENTS

- 2 bananes mûres
- 30 g de noix de coco râpée
- 2 œufs entiers biologiques
- 300 mL de lait écrémé ou végétal
- 1 pointe de couteau de sucralose

### OBJECTIFS

→ **PRISE DE MASSE**
Cette recette est adaptée à la prise de masse.
→ **RÉGIME**
Cette recette est peu adaptée au régime.
→ **ENDURANCE**
Cette recette est adaptée à l'endurance.

**Battre ensemble les œufs, la noix de coco, le lait et l'édulcorant. Dans un plat de taille moyenne, disposer les rondelles de banane au fond et verser l'appareil dessus.**

**Laisser cuire 20 minutes à 180 °C à chaleur tournante. Vous pouvez mettre un sachet de sucre vanillé dessus et faire caraméliser pour une touche plus gourmande.**

**On peut aussi ajouter 1 bouchon de rhum à l'appareil pour une touche exotique. Se déguste tiède.**

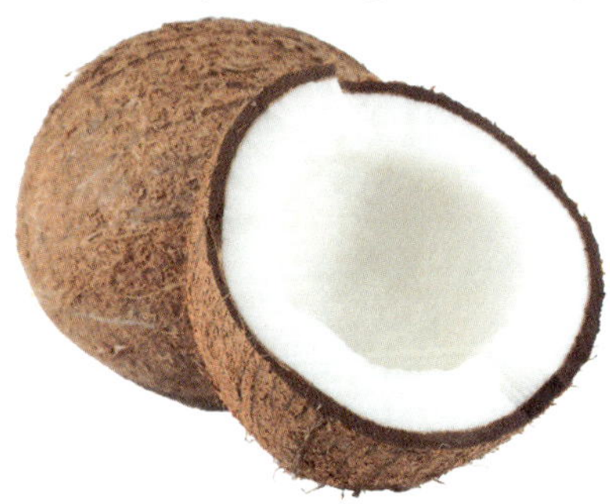

### → L'AVIS DE JULIEN VENESSON

La noix de coco est riche en acides gras saturés potentiellement néfastes pour la santé. Pourtant elle contient aussi des triglycérides à chaîne moyenne qui sont utilisables rapidement par le corps humain pour fournir de l'énergie. C'est aussi une bonne source de sélénium, un oligoélément indispensable au bon fonctionnement de nos défenses antioxydantes. En prise de masse on pourra manger les trois parts de flan pour un goûter copieux.

# GÂTEAU PROTÉINÉ SANS FARINE

**240** CAL / PERS

**34 g** de protéines dont 34 g animales
**6 g** de glucides
**9 g** de lipides

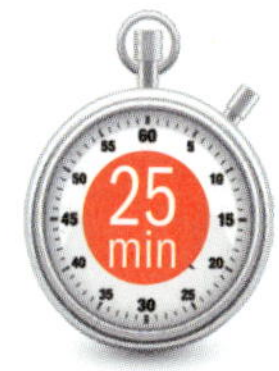


## POUR 2 PERSONNES

### INGRÉDIENTS

- 60 g de whey protéines en poudre (parfum au choix)
- 130 g de fromage blanc à 0 % de matières grasses
- 5 g d'huile d'olive
- 2 œufs entiers biologiques
- 3 g de levure chimique
- 1 pointe de couteau de sucralose

### OBJECTIFS

→ **PRISE DE MASSE**
Cette recette est peu adaptée à la prise de masse.

→ **RÉGIME**
Cette recette est adaptée au régime.

→ **ENDURANCE**
Cette recette est peu adaptée à l'endurance.

**Mélanger la protéine en poudre et la levure chimique. Ajouter le fromage blanc, les œufs et l'huile et mélanger jusqu'à obtenir un appareil homogène et sans grumeaux.**

**Mettre dans un moule en silicone et cuire au four à 180 °C pendant environ 20 minutes. Se déguste aussi bien tiède que froid.**

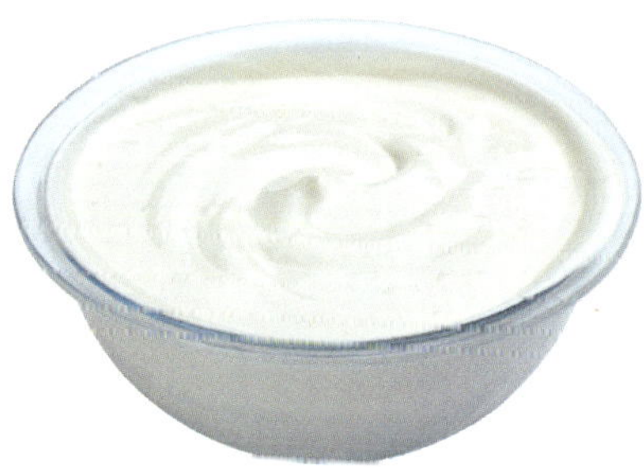

## → L'AVIS DE JULIEN VENESSON

Ce gâteau est idéal dans le cadre d'un régime hyperprotéiné. Néanmoins il lui manque quelques fibres. Si vous êtes dans le cadre d'un régime très restrictif en glucides vous pouvez rajouter à la recette des fibres comme le glucomannan (fibre de konjac) avec un peu d'eau avant la cuisson. Sinon, accompagnez cette recette d'un fruit. Pour améliorer encore le maintien de la masse musculaire au régime, je conseille d'utiliser 30 g de whey et 30 g de caséine mélangés plutôt que 60 g de whey uniquement.

# PORRIDGE CANNEBERGE

**427** CAL/PERS

**18 g** de protéines dont 9 g animales
**57 g** de glucides
**14,5 g** de lipides

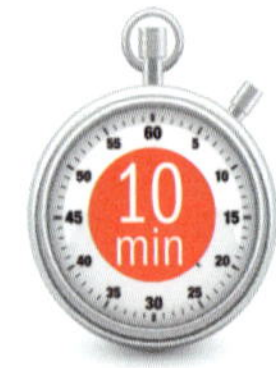


## POUR 1 PERSONNE

### INGRÉDIENTS

- 50 g de flocons d'avoine
- 200 mL de lait écrémé ou végétal
- 100 g de canneberges fraîches ou séchées
- 20 g d'amandes au naturel
- 1 pointe de couteau de sucralose ou 1 c. à s. de miel ou de sirop d'agave

### OBJECTIFS

→ **PRISE DE MASSE**
Rajouter 25 g de flocons d'avoine et 50 mL de lait.

→ **RÉGIME**
Cette recette est peu adaptée au régime.

→ **ENDURANCE**
Cette recette est adaptée à l'endurance.

**Faire chauffer le lait dans une casserole et ajouter les flocons.**

**Mélanger jusqu'à obtenir une bouillie épaisse.**

**Retirer du feu puis ajouter l'édulcorant ou le miel, les canneberges et les amandes.**

### → L'AVIS DE JULIEN VENESSON

Ce porridge est original et très intéressant. La canneberge est riche en polyphénols potentiellement bénéfiques pour la santé cardiovasculaire. Des composants de la canneberge empêcheraient l'adhésion des bactéries *Escherichia coli* au niveau de l'urètre ce qui expliquerait son utilisation traditionnelle contre les infections urinaires chez les femmes. Les amandes sont très antioxydantes et riches en calcium, magnésium et potassium. C'est une excellente source de calcium si vous ne consommez pas de produits laitiers.

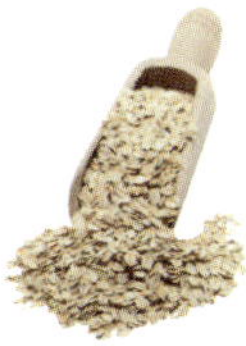

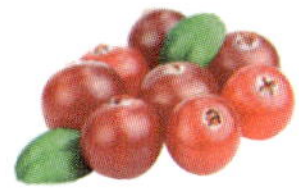

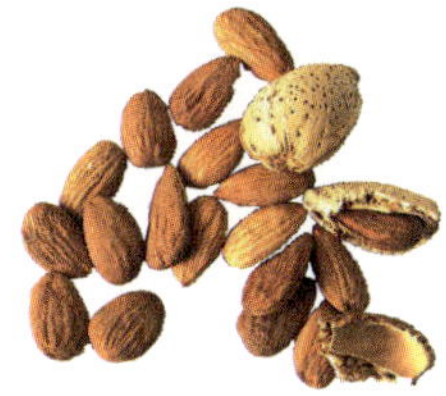

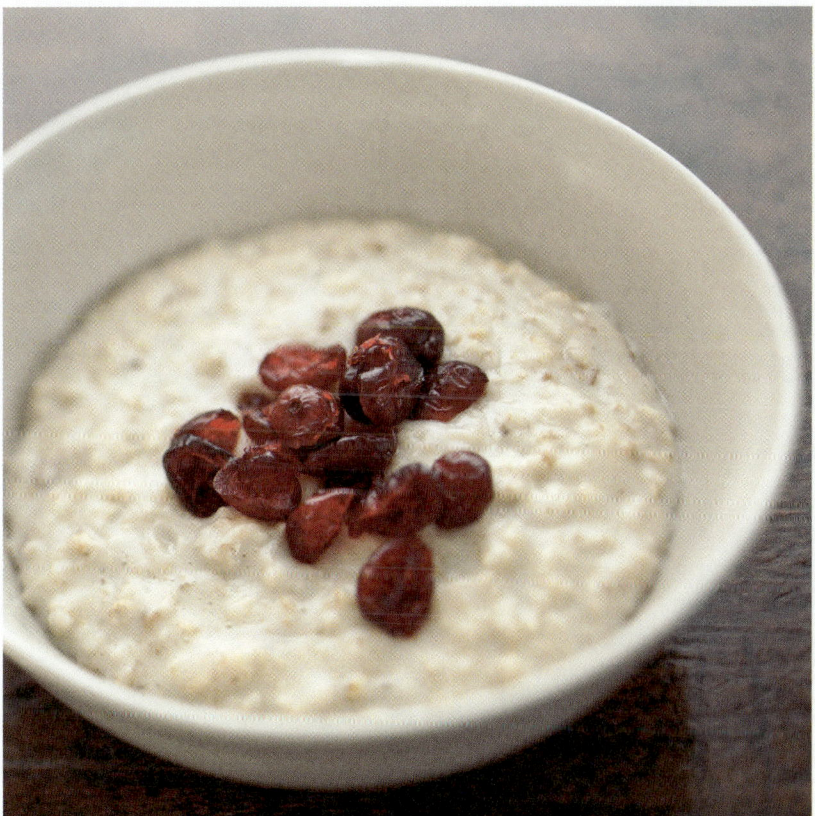

# GÉNOISE PROTÉINÉE

315 CAL/PERS

**21 g** de protéines dont 21 g animales
**26,5 g** de glucides
**15 g** de lipides

30 min

POUR 1 PERSONNE

**INGRÉDIENTS**

- 3 œufs entiers biologiques
- 30 g de maïzena
- 1 pointe de couteau de sucralose
- ½ sachet de levure

**OBJECTIFS**

→ **PRISE DE MASSE**
Cette recette est peu adaptée à la prise de masse.

→ **RÉGIME**
Cette recette est adaptée au régime.

→ **ENDURANCE**
Cette recette est peu adaptée à l'endurance.

**Séparer le blanc des jaunes des 3 œufs. Mélanger les jaunes, la maïzena, le sucralose et la levure jusqu'à obtention d'une pâte homogène.**

**Monter les blancs en neige et les intégrer délicatement à la préparation précédente.**

**Disposer dans un plat à cake et bien lisser le dessus. Cuire pendant 20 minutes à 160 °C à mi-hauteur.**

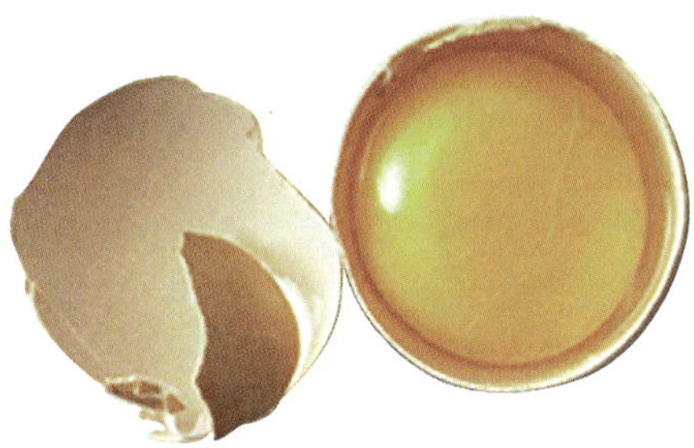

## → L'AVIS DE JULIEN VENESSON

On peut utiliser cette recette en collation lors d'un régime léger ou dans le cadre d'une prise de muscles pour un petit gabarit en raison d'un apport faible en glucides (26,5 g). Le seul intérêt nutritionnel de la recette est celui des œufs : des protéines de qualité, du sélénium, de l'iode et de la choline, une substance importante pour le bon fonctionnement du cerveau et pour maintenir la flexibilité des membranes cellulaires.

# PETIT PAIN AU SON EXPRESS

206
CAL/PERS

**16 g** de protéines dont 15 g animales
**8 g** de glucides
**6,5 g** de lipides

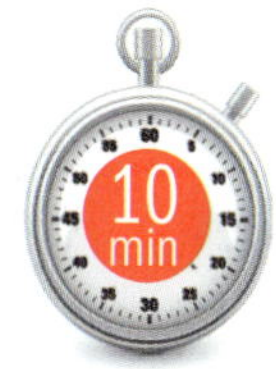


■ POUR 1 PERSONNE

**INGRÉDIENTS**

- 60 g de fromage blanc à 0 % de matières grasses
- 20 g de son d'avoine
- 10 g de son de blé
- 1 œuf entier biologique
- 1 c. à c. de levure chimique

**OBJECTIFS**

→ **PRISE DE MASSE**
Cette recette est peu adaptée à la prise de masse.

→ **RÉGIME**
Cette recette est adaptée au régime.

→ **ENDURANCE**
Cette recette est peu adaptée à l'endurance.

■ **Mélanger tous les ingrédients dans un récipient et mettre la préparation dans un moule de la forme désirée. Attention toutefois à laisser de la place en hauteur pour que le pain puisse gonfler. Cuire au four à micro-ondes à puissance maximale pendant 4 ou 5 minutes.**

■ **Démouler aussitôt. Pour une croûte plus dorée, passer le pain 3 minutes au four, à la position grill.**

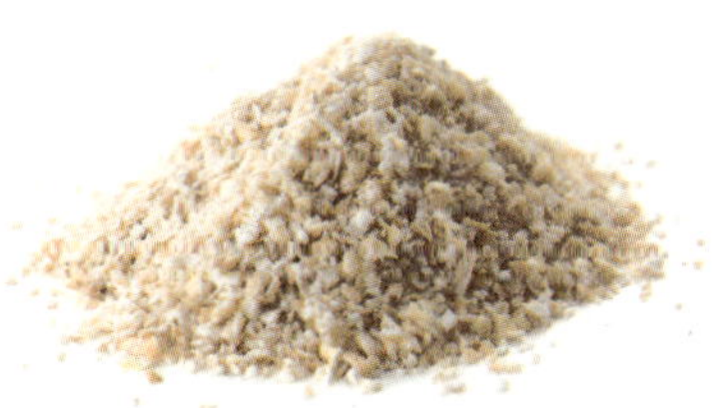

## → L'AVIS DE JULIEN VENESSON

Attention ici dans le choix du récipient. Assurez-vous que celui-ci est compatible avec le four à micro-ondes car la plupart des boîtes plastiques ne le sont pas. Je recommande plutôt l'utilisation d'un plat en Pyrex par exemple, sans danger. Cette recette est compatible avec le régime Dukan : riche en protéines, en fibres mais pauvre en glucides et en calories.

# PANCAKES À LA BANANE

446

CAL/PERS

**20 g** de protéines dont 14 g animales
**45 g** de glucides
**21 g** de lipides

20 min

## POUR 1 PERSONNE

### INGRÉDIENTS

- 2 bananes
- 2 œufs entiers biologiques
- 1 c. à s. de purée d'amandes (facultatif)
- cannelle (facultatif)

### OBJECTIFS

→ **PRISE DE MASSE**
Rajouter un œuf.

→ **RÉGIME**
Cette recette est adaptée au régime.

→ **ENDURANCE**
Cette recette est adaptée à l'endurance.

**Dans un bol, écraser grossièrement les bananes et les passer au four à micro-ondes 1 ou 2 minutes à pleine puissance.**

**Ajouter la purée d'amandes, les œufs et la cannelle puis mélanger jusqu'à rendre l'appareil bien homogène.**

**Cuire dans une poêle bien chaude comme des crêpes, mais avec une petite quantité de pâte à chaque fois.**

### → L'AVIS DE JULIEN VENESSON

Contrairement aux pancakes classiques, les pancakes à la banane n'utilisent pas de farine. Cela les rend consommables dans le cadre d'un régime sans gluten ou sans céréales mais la tenue de la pâte à la cuisson est moins bonne. Retourner précautionneusement avec une large spatule. Enveloppés dans du papier d'aluminium, ces pancakes représentent une collation idéale après un entraînement sportif, qu'il s'agisse de musculation ou d'endurance, grâce au potassium des bananes, et grâce aux protéines et au cholestérol des œufs.

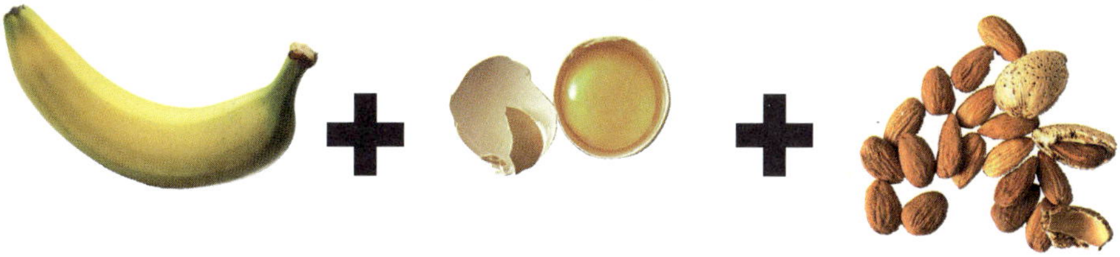

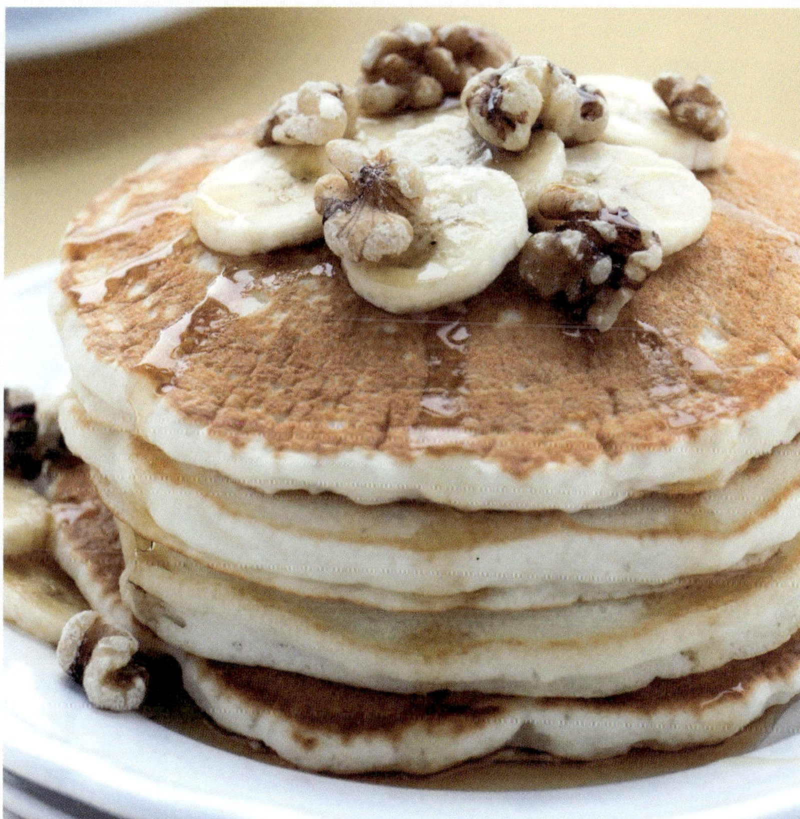

# PETITE BRIOCHE LÉGÈRE

363
CAL / PERS

**28 g** de protéines dont 28 g animales
**30 g** de glucides
**15 g** de lipides

45 min

## POUR 1 PERSONNE

### INGRÉDIENTS

- 100 g de fromage blanc à 0 % de matières grasses
- 3 œufs entiers biologiques
- 1 pointe de couteau de sucralose
- 2 c. à s. de maïzena (30 g)
- Arômes beurre et vanille

### OBJECTIFS

→ **PRISE DE MASSE**
Cette recette est peu adaptée à la prise de masse.

→ **RÉGIME**
Cette recette est adaptée au régime.

→ **ENDURANCE**
Cette recette est peu adaptée à l'endurance.

Dans un saladier, mélanger le fromage blanc, les 3 jaunes d'œuf, le sucralose, la maïzena et les arômes. Mélanger pour obtenir une pâte lisse et homogène.

Monter les 3 blancs en neige ferme et ajouter à la préparation précédente.

Versez dans un moule à bord haut et cuire au four à 200 °C pendant 10 minutes puis poursuivre la cuisson 25 minutes à 165 °C.

Laisser refroidir dans le four.

### → L'AVIS DE JULIEN VENESSON

À la place des arômes de beurre et de vanille vous pouvez aussi utiliser de la vanille naturelle. Cette brioche peut être consommée avec une salade de fruits au début d'un régime car l'apport est élevé en protéines et faible en glucides.

# PORRIDGE AU MILLET

749

CAL/PERS

**53 g** de protéines dont 40 g animales
**96 g** de glucides
**17 g** de lipides

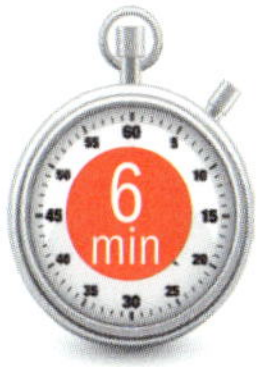


POUR 1 PERSONNE

### INGRÉDIENTS

- 100 g de flocons de millet
- 250 mL d'eau
- 20 g de whey protéines
- 20 g de caséine
- 2 jaunes d'œufs biologiques
- 15 g de cacao dégraissé en poudre (type Van Houten)
- 1 pointe de couteau de sucralose

### OBJECTIFS

→ **PRISE DE MASSE**
Cette recette est particulièrement adaptée à la prise de masse.

→ **RÉGIME**
Cette recette est peu adaptée au régime.

→ **ENDURANCE**
Cette recette est inadaptée à l'endurance.

**Mélanger les flocons avec l'eau et passer 2 minutes au four à micro-ondes à pleine puissance.**

**Remuer à nouveau et repasser 2 minutes au four à micro-ondes.**

**Une fois le mélange cuit, ajouter la whey, la caséine et mélanger.**

**Ajouter enfin les jaunes d'œufs, le cacao et l'édulcorant à votre convenance.**

**Mélanger à nouveau puis déguster.**

### → L'AVIS DE JULIEN VENESSON

Cette recette présente de nombreux atouts : riche en protéines, exempte de gluten, calorique et très rapide à préparer. C'est donc une bonne option pour les travailleurs qui ont peu de temps pour avaler un petit déjeuner. L'alliance des deux protéines et du millet permet de fournir de l'énergie très longue durée ce qui permettra de ne pas manger obligatoirement dans les heures suivantes et favorisera la prise de masse musculaire maigre, sans excès de graisses corporelles.

# FROMAGE BLANC VITAMINÉ

**322** CAL / PERS

**25 g** de protéines dont 21 g animales
**24 g** de glucides
**12 g** de lipides

1 min

## POUR 1 PERSONNE

### INGRÉDIENTS

- 300 g de fromage blanc à 0 % de matières grasses
- 100 g de framboises (fraîches ou surgelées)
- 20 g de purée d'amandes complète biologique
- 1 pointe de couteau de sucralose

### OBJECTIFS

→ **PRISE DE MASSE**
Cette recette est peu adaptée à la prise de masse.
→ **RÉGIME**
Cette recette est adaptée au régime.
→ **ENDURANCE**
Cette recette est peu adaptée à l'endurance.

**Mélanger la purée d'amandes avec le fromage blanc et le sucralose puis ajouter les framboises préalablement décongelées. Déguster.**

### → L'AVIS DE JULIEN VENESSON

Les framboises sont riches en vitamine C et en anthocyanes, des composés responsables de leur couleur et qui ont un pouvoir antioxydant élevé. C'est aussi une bonne source d'acide ellagique, une substance encore peu étudiée mais qui a montré des propriétés anticancer en laboratoire. En revanche, les cétones de framboise (responsables de son arôme) ne font pas maigrir chez l'homme, contrairement à certaines allégations commerciales. La purée d'amandes est riche en minéraux et antioxydants.

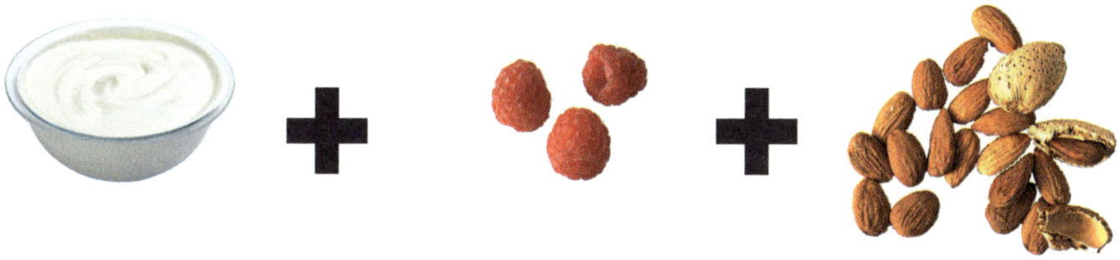

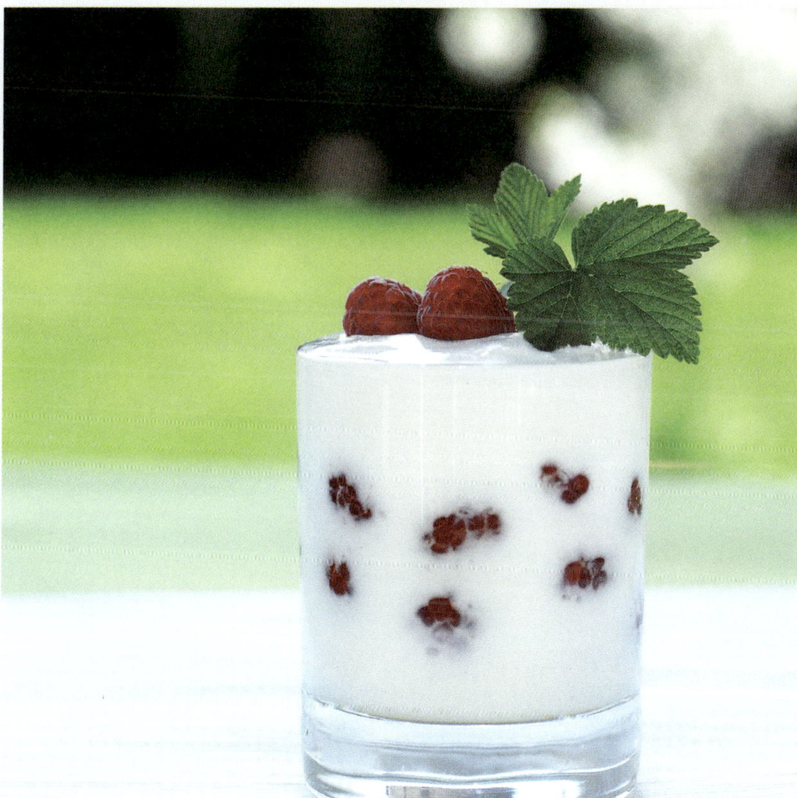

# CAKE AUX FRUITS SECS

335
CAL / PERS

**19,5 g** de protéines dont 14 g animales
**45,5 g** de glucides
**8,5 g** de lipides

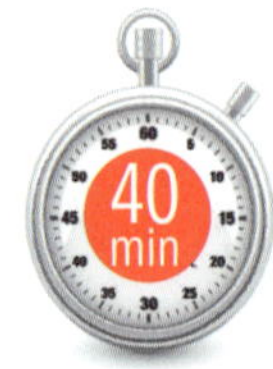


## POUR 2 PERSONNES

### INGRÉDIENTS

- 80 g de farine d'épeautre complet
- 3 œufs entiers biologiques
- 100 g de fromage blanc à 0 % de matières grasses
- 40 g de fruits secs
- 1 pointe de couteau de sucralose
- ½ sachet de levure chimique

### OBJECTIFS

→ **PRISE DE MASSE**
Cette recette est adaptée à la prise de masse.
→ **RÉGIME**
Cette recette est peu adaptée au régime.
→ **ENDURANCE**
Cette recette est adaptée à l'endurance.

**Mixer tous les ingrédients ensemble, sauf les fruits secs.**

**Mélanger la pâte ainsi obtenue avec les fruits secs. Verser la préparation dans un plat allant au four.**

**Cuire 30 minutes environ à 180 °C, vérifier la cuisson avec la lame d'un couteau.**

### → L'AVIS DE JULIEN VENESSON

Ce cake est un excellent petit déjeuner. L'apport élevé en protéines de qualité permettra de relancer l'anabolisme pour une bonne partie de la matinée et calmera la faim. Ce cake est aussi excellent à emporter et à consommer juste après l'entraînement, en prise de masse, quand l'intérêt des œufs est encore plus grand. Beaucoup plus efficace qu'une simple protéine en poudre !

# PAIN AU SON

217
CAL/PERS

**22 g** de protéines dont 3,5 g animales
**17 g** de glucides
**7 g** de lipides

45 min

## POUR 4 PERSONNES

### INGRÉDIENTS

- 300 g de son d'avoine
- 2 œufs entiers biologiques
- 200 mL de lait de soja
- 1 yaourt au soja
- ½ sachet de levure chimique
- 1 pincée de sel

### OBJECTIFS

→ **PRISE DE MASSE**
Cette recette est peu adaptée à la prise de masse.
→ **RÉGIME**
Cette recette est adaptée au régime.
→ **ENDURANCE**
Cette recette est peu adaptée à l'endurance.

Préchauffer le four à 180 °C. Mélanger les œufs, le sel, le yaourt et le lait. Incorporer le son et la levure puis bien mélanger jusqu'à rendre la préparation homogène.

Verser la préparation dans un moule à cake en silicone et enfourner à 180 °C à chaleur tournante pour 30 à 40 minutes.

Vérifier la cuisson à l'aide de la pointe d'un couteau : le pain est cuit lorsque la lame ressort sèche.

### → L'AVIS DE JULIEN VENESSON

Un pain au son dans l'esprit Dukan, riche en fibres.

# LE PETIT DÉJEUNER DE JULIEN

593
CAL/PERS

**37 g** de protéines dont 28 g animales
**70 g** de glucides
**17 g** de lipides

10 min

## POUR 1 PERSONNE

### INGRÉDIENTS

- 3 œufs entiers biologiques
- 75 g de farine de sarrasin
- 250 mL d'eau
- 100 g de fromage blanc à 0 % de matières grasses ou 100 g de yaourt de soja
- 250 g de fruits rouges surgelés
- Sirop d'agave

### OBJECTIFS

→ **PRISE DE MASSE**
On pourra ajouter 25 g de farine en utilisant 330 mL d'eau.

→ **RÉGIME**
On utilisera 25 g de farine et 80 mL d'eau.

→ **ENDURANCE**
On utilisera 2 œufs entiers et 100 g de farine avec 330 mL d'eau.

**Casser les œufs dans un saladier, rajouter la farine et l'eau, battre à l'aide d'une fourchette ou un fouet jusqu'à obtenir un ensemble homogène.**

**Faire cuire les crêpes dans une grande poêle à feu doux 2 minutes de chaque côté. Servir dans une assiette et arroser d'un filet de sirop d'agave.**

**Dans un bol, verser les 100 g de fromage blanc 0 % puis ajouter par dessus les fruits rouges préalablement décongelés. Déguster.**

### → L'AVIS DE JULIEN VENESSON

Cette recette est particulièrement diététique. Sans gluten et éventuellement sans produits laitiers c'est une importante source de magnésium, de potassium et de glucides à IG bas. Les fruits rouges sont tous riches en anthocyanes, des antioxydants uniques qui leur confèrent des bénéfices santé importants. Compte tenu de sa teneur élevée en fructose le sirop d'agave sera utilisé avec parcimonie. Un autre atout de mon petit déjeuner est sa rapidité de préparation. On pourra ajouter un peu de levure chimique pour une pâte plus aérée.

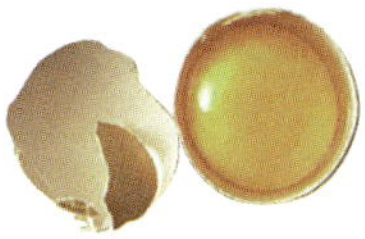

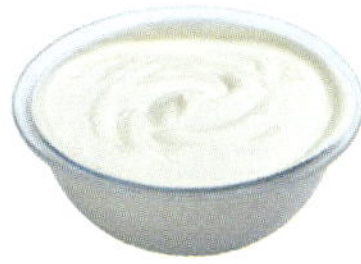

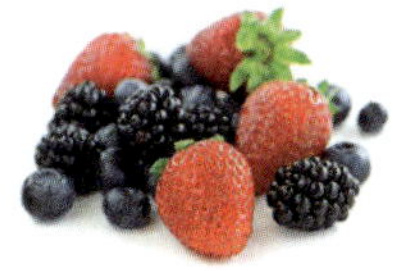

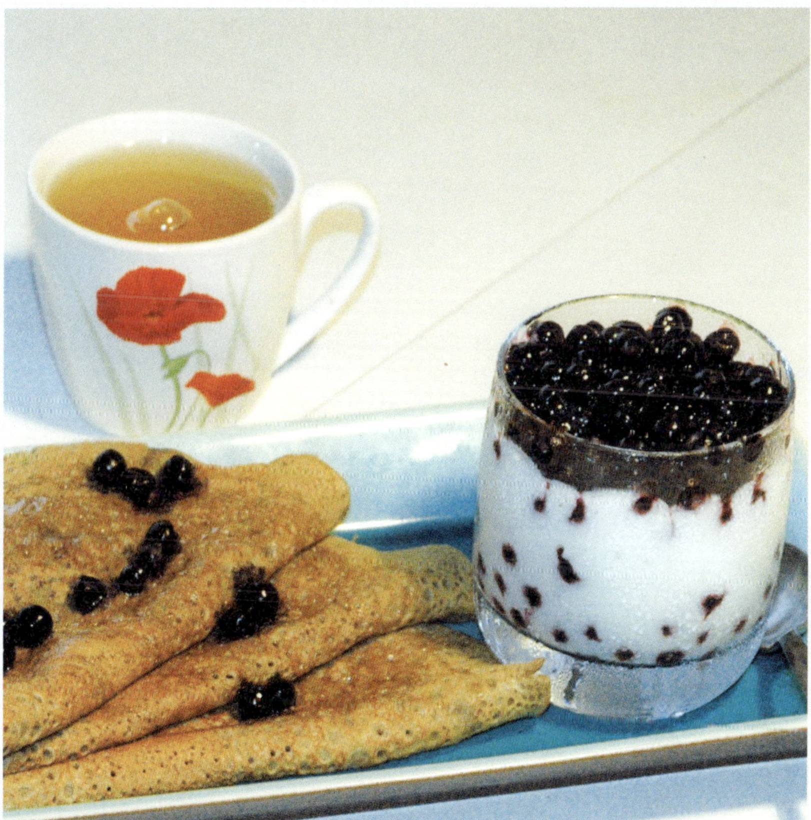

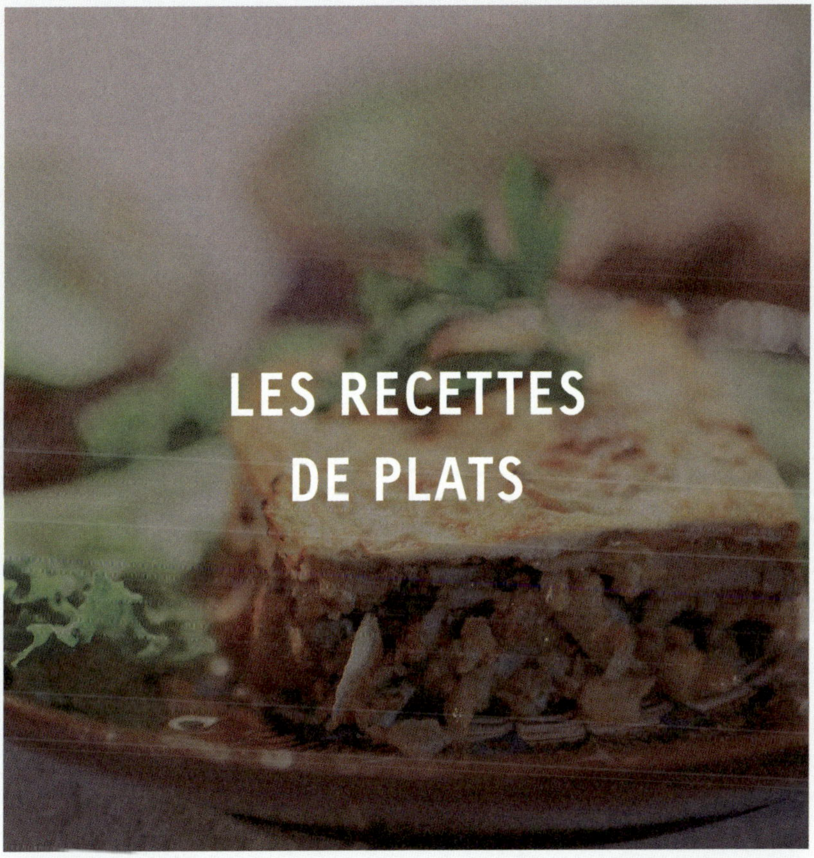

# LES RECETTES DE PLATS

# COURGETTES POULET-CURRY

HYPER PROTÉINÉ

190 CAL / PERS

**24 g** de protéines dont 21 g animales
**10 g** de glucides
**5 g** de lipides

45 min

## POUR 4 PERSONNES

### INGRÉDIENTS

- 500 g de blancs de poulet
- 4 courgettes moyennes
- 2 oignons
- 250 g de champignons de Paris
- 1 cube de bouillon de volaille
- 1 c. à c. de maïzena
- 1 pincée de curry en poudre
- 1 c. à s. d'huile d'olive vierge
- Thym
- Sel/poivre du moulin

### OBJECTIFS

→ **PRISE DE MASSE**
Servir ce plat avec des féculents.

→ **RÉGIME**
Cette recette est adaptée au régime.

→ **ENDURANCE**
Servir ce plat avec des féculents.

Peler et émincer les oignons. Laver et couper les courgettes en tronçons. Nettoyer les pieds terreux des champignons et les couper en morceaux.

Couper les blancs de poulet en petits morceaux et faire colorer avec une cuillère à soupe d'huile d'olive. Faire fondre le bouillon de volaille dans 20 cL d'eau.

Ajouter dans la poêle les oignons puis le curry, les champignons, les courgettes, du sel, du poivre, et du thym. Mélanger délicatement et recouvrir avec le bouillon de volaille.

Faire mijoter le tout à feu doux pendant 30 minutes. Mélanger la maïzena dans un peu d'eau et lier l'ensemble en fin de cuisson.

### → L'AVIS DE JULIEN VENESSON

Les courgettes sont une bonne source de potassium et contiennent une grande proportion de fibres solubles, idéales pour les intestins fragiles. En prise de masse on pourra rajouter du lait de coco qui se marie bien avec le curry et servir ce plat avec du riz basmati.

# LASAGNES DE CHOU VERT

**260**
CAL / PERS

**28,5 g** de protéines dont 27 g animales
**14 g** de glucides
**8 g** de lipides

60 min

## POUR 4 PERSONNES

### INGRÉDIENTS

- 700 g de chou vert
- 200 g de tomates concassées
- 300 g de viande hachée à 5 % de matières grasses
- 2 c. à c. de concentré de tomate
- 100 g de gruyère râpé allégé en matières grasses
- 1 oignon émincé
- 2 gousses d'ail écrasées
- 200 g de champignons de Paris
- 1 c. à c. d'huile d'olive
- Thym

### OBJECTIFS

→ **PRISE DE MASSE**
Servir ce plat avec des féculents.

→ **RÉGIME**
Cette recette est adaptée au régime.

→ **ENDURANCE**
Servir ce plat avec des féculents.

Détacher une à une les feuilles de choux, les rincer, et les plonger dans une grande quantité d'eau bouillante pendant 5 minutes puis les plonger dans de l'eau très froide. Égoutter les feuilles.

Faire revenir l'oignon et l'ail dans une poêle avec l'huile d'olive. Lorsque l'oignon devient transparent rajouter la viande hachée, saler, poivrer et mettre le thym.

Rajouter les tomates et le concentré puis laisser réduire légèrement. Dans un plat à gratin, mettre en alternance une couche de viande et de sauce, des feuilles de chou, du gruyère râpé. Répéter l'opération.

Cuire au four à 180 °C pendant environ 40 minutes.

### → L'AVIS DE JULIEN VENESSON

Cette recette est bien adaptée dans le cadre d'un régime, en revanche en cas de prise de masse musculaire ou d'endurance il conviendra de l'accompagner de féculents, par exemple des pommes de terre en robe des champs (qui se marient bien avec le chou) ou tout simplement un bol de riz. Côté boissons, Philippe Venesson vous conseille de déboucher un Corbières de la famille Py à Douzens. Vin puissant, tannique, plein de caractère, à laisser vieillir un peu à supposer que vous en ayez la patience.

# FLAN AU SURIMI

317 CAL / PERS

**27,5 g** de protéines dont 27,5 g animales
**21,5 g** de glucides
**13,5 g** de lipides

50 min

## POUR 2 PERSONNES

### INGRÉDIENTS

- 12 bâtonnets de surimi (200 g)
- 4 œufs entiers biologiques
- 1 beau poireau ou 2 petits
- 20 cL de lait environ
- 1 c. à s. de ciboulette
- 1 citron
- Sel et poivre

### OBJECTIFS

**→ PRISE DE MASSE**
Riche en protéines, ce flan pourra se manger en deux fois. On y ajoutera des féculents pour augmenter l'apport calorique.

**→ RÉGIME**
Le flan peut servir de repas complet dans le cadre d'un régime, accompagné d'une salade.

**→ ENDURANCE**
Vous pouvez supprimer un œuf.

Nettoyer et couper les poireaux en rondelles. Les faire suer dans une poêle et finir de cuire avec un peu d'eau. Saler et poivrer.

Dans un saladier, battre les œufs avec le lait, puis ajouter la ciboulette ciselée. Mettre le surimi coupé en rondelles puis le poireau cuit. Rectifier l'assaisonnement.

Dans un moule à cake en silicone faire cuire au bain-marie 40 minutes à 180 °C. Vérifier la cuisson du flan avec la pointe d'un couteau. Si nécessaire rajouter 5 minutes.

Servir avec un filet de jus de citron.

### → L'AVIS DE JULIEN VENESSON

Le surimi est à l'origine un produit diététique uniquement à base de poisson donc riche en protéines. Aujourd'hui c'est un produit industriel plein d'additifs et d'arômes. Sa teneur en protéines a ainsi largement diminué alors que sa teneur en glucides n'a cessé d'augmenter. Ici, l'ensemble de la recette permet une bonne répartition des micronutriments. Pour les amateurs de vin, voici le conseil de Philippe Venesson : un blanc sec de Bordeaux, AOC Blaye cote de bordeaux, année 2010, le Château Dubraud, plein de caractère et qui fait honneur à l'appellation.

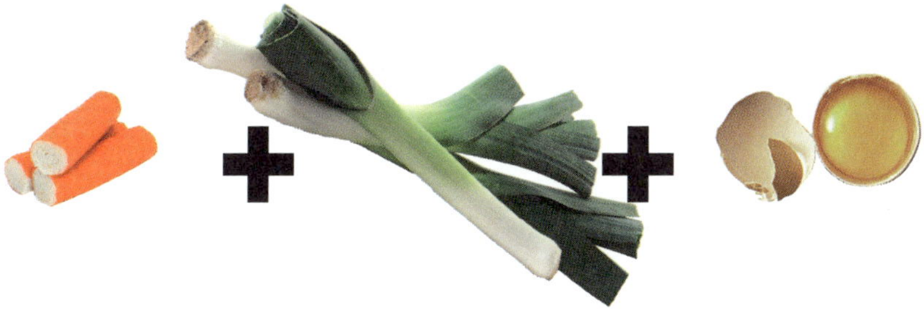

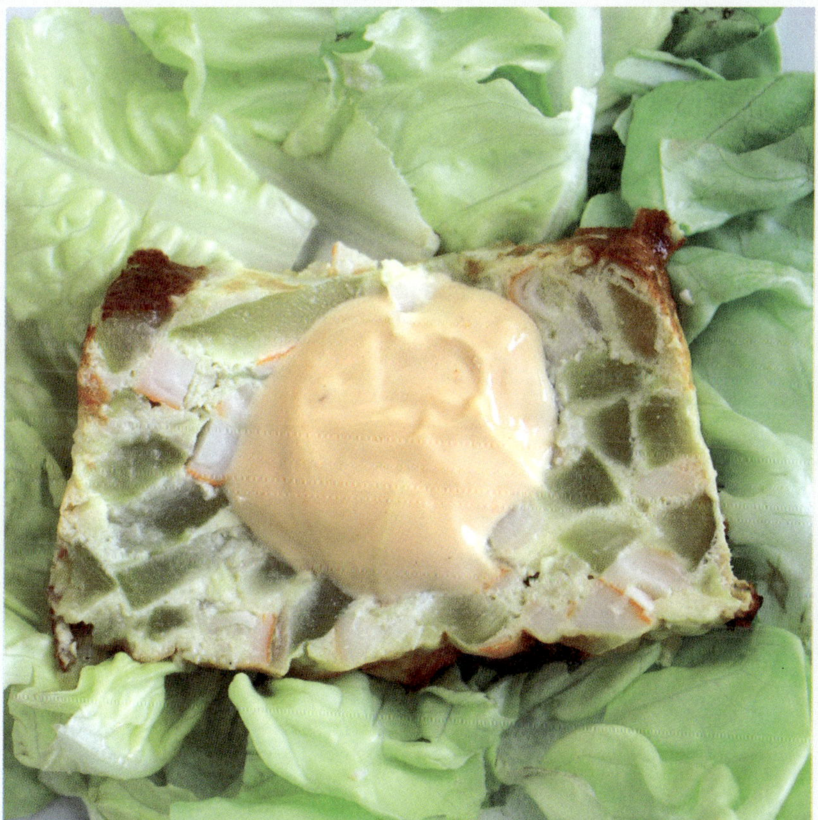

# POULET À L'ANANAS

206
CAL/PERS

29 g de protéines dont 22 g animales
13 g de glucides
2 g de lipides

150 min

POUR 6 PERSONNES

## INGRÉDIENTS

- 1 ananas
- 800 g de blanc de poulet
- 4 tomates émondées
- Champignons noirs déshydratés
- 1 morceau de gingembre
- 1 oignon
- 2 gousses d'ail
- Coriandre
- Citron
- Sauce Nuoc man
- Sauce soja

## OBJECTIFS

→ **PRISE DE MASSE**
Servir ce plat avec des féculents.

→ **RÉGIME**
Cette recette est adaptée au régime.

→ **ENDURANCE**
Servir ce plat avec des féculents.

Couper le poulet en morceaux. Faire une marinade avec l'ail, le gingembre coupé et 2 c. à s. de sauce Nuoc man. Ajouter le poulet et laisser le tout pendant 2 heures au réfrigérateur.

Faire revenir l'oignon émincé dans un wok puis ajouter l'ananas coupé en dés jusqu'à le faire caraméliser. Ajouter 1 c. à s. de Nuoc man et réserver.

Faire revenir le poulet avec sa marinade puis ajouter les champignons noirs coupés et réhydratés.

Déglacer avec 2 c. à s. de sauce soja. Ajouter l'ananas puis les tomates coupées en quartiers, parsemer de coriandre et de jus de citron. C'est prêt.

## → L'AVIS DE JULIEN VENESSON

Cette recette inspirée de la cuisine asiatique s'accordera parfaitement bien avec du riz, en particulier pour la prise de masse ou les sports d'endurance. L'ananas contient une enzyme capable de découper les protéines, la bromélaïne. Mais contrairement à une idée reçue la bromélaïne se trouve principalement dans la tige de la plante qu'on ne consomme pas. Ce fruit reste néanmoins une excellente source de vitamine C.

# SOUPE DU SPORTIF

**265** CAL/PERS

**28 g** de protéines dont 26 g animales
**18 g** de glucides
**7 g** de lipides

60 min

**POUR 6 PERSONNES**

### INGRÉDIENTS

- 2 cuisses de dinde
- 1 chou vert
- 4 carottes
- 2 oignons
- 3 branches de céleri
- 200 g de concentré de tomates
- Mélange d'épices orientales

### OBJECTIFS

→ **PRISE DE MASSE**
Servir ce plat avec des féculents.

→ **RÉGIME**
Cette recette est adaptée au régime.

→ **ENDURANCE**
Servir ce plat avec des féculents.

- **Cuire 40 minutes les cuisses de dinde dans une cocotte-minute avec beaucoup d'eau.**
- **Retirer la viande puis cuire les légumes, les épices et le concentré de tomate pendant 15 minutes dans le bouillon.**
- **Mixer grossièrement les légumes puis ajouter la viande en morceaux à la soupe.**
- **Saler et poivrer à votre goût.**
- **Servir chaud.**

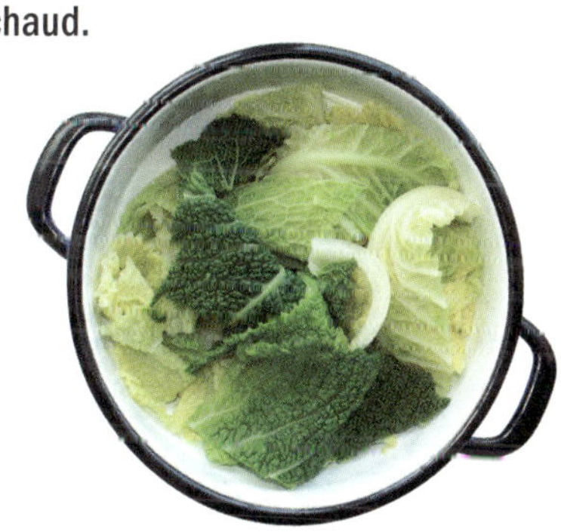

### → L'AVIS DE JULIEN VENESSON

Telle quelle, cette recette est bien adaptée au régime. En prise de masse ou pour l'endurance on peut ajouter des pois cassés. Trop rarement consommés ils sont particulièrement riches en fibres et très riches en vitamine B9. Les pois cassés représentent aussi une source exceptionnelle de potassium qui sert à la récupération et à la croissance musculaire. Pour finir, ses glucides ont un index glycémique bas. Puisqu'il est question de s'hydrater, continuez sur votre lancée et appréciez à sa juste valeur le conseil de Philippe Venesson : buvez de l'eau.

# LÉGUMES AUX DEUX FARCES

306
CAL/PERS

**32 g** de protéines dont 25 g animales
**9,5 g** de glucides
**15 g** de lipides

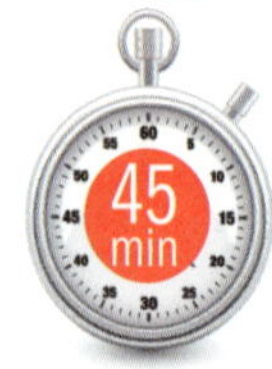


## POUR 2 PERSONNES

### INGRÉDIENTS

- 2 tomates rondes
- 2 courgettes rondes
- 2 champignons de Paris à farcir
- 150 g de blanc de dinde haché
- 100 g de fromage de chèvre frais
- 1 œuf entier biologique
- 6 noisettes
- 1 c. à s. de ciboulette
- 1 c. à c.de curcuma
- Gingembre frais et ail hachés
- Sel et poivre

### OBJECTIFS

→ **PRISE DE MASSE**
Servir ce plat avec du riz basmati blanc ou demi-complet.
→ **RÉGIME**
Cette recette est adaptée au régime.
→ **ENDURANCE**
Servir ce plat avec des féculents.

**Vider les courgettes, les tomates et équeuter les champignons.**

**Pour la farce a la dinde : mélanger la dinde avec du gingembre râpé, sel, poivre et curcuma.**

**Pour la farce au fromage : mélanger le fromage avec du poivre sans ajout de sel, la ciboulette hachée et les noisettes hachées. Rajouter l'œuf pour lier.**

**Farcir les courgettes avec la farce au fromage, les champignons avec la farce à la dinde et les tomates avec une farce de chaque. Cuire au four à chaleur tournante à 180 °C pendant 30 minutes. Vérifier régulièrement la cuisson.**

**Servir avec l'accompagnement conseillé dans les variantes.**

### → L'AVIS DE JULIEN VENESSON

Dans cette recette Christophe ne rajoute pas de sel dans la farce au fromage car ce dernier en contient naturellement beaucoup. Dans le cadre d'un régime hyperprotéiné on pourra manger seul cette recette initialement prévue pour deux , sans accompagnement. Les champignons sont une source très importante de vitamines B2, B3, B5 et K. Ils renferment également des quantités élevées de bore, un oligoélément dont le déficit se traduirait par une baisse du taux de testostérone chez l'homme. En utilisant les légumes de saison, c'est une recette d'été.

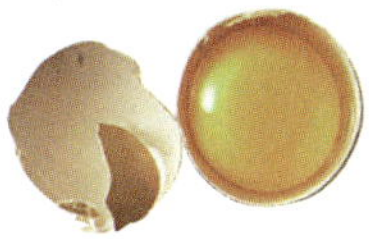

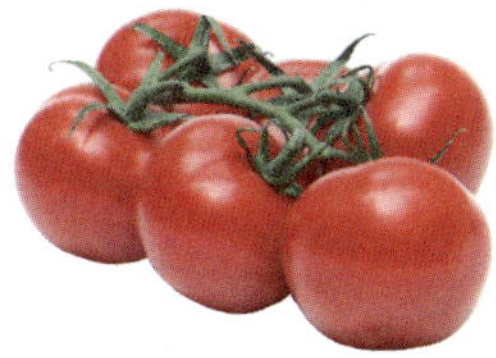

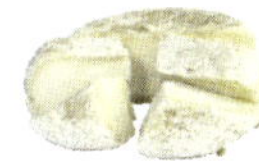

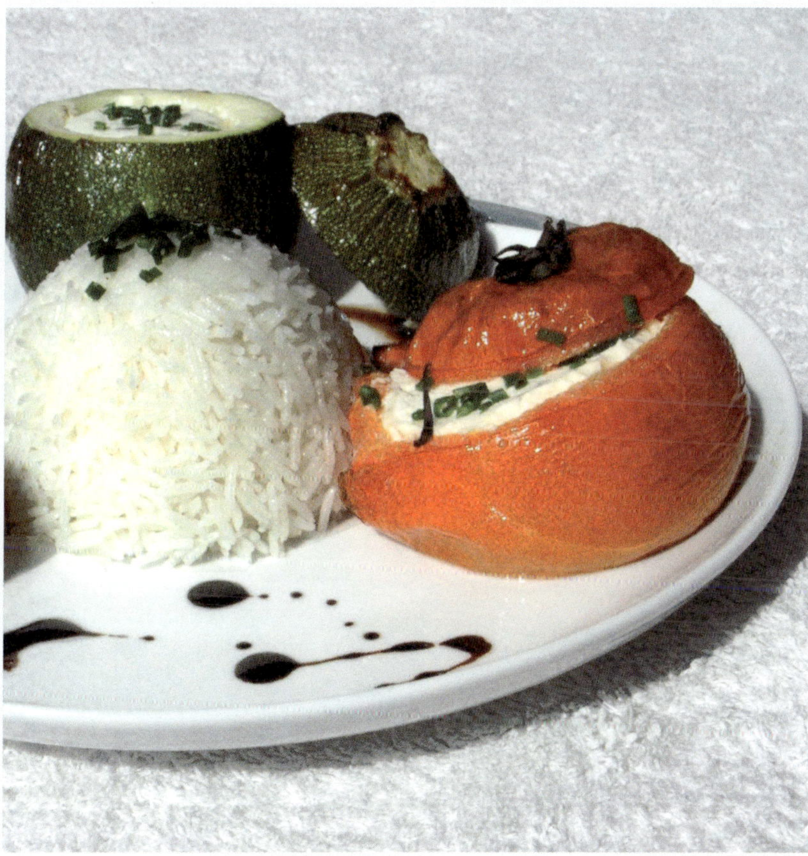

# QUICHE SANS PÂTE AU THON

HYPER PROTÉINÉ

30 min

**196** CAL/PERS

**33 g** de protéines dont 32 g animales
**4 g** de glucides
**6 g** de lipides

## POUR 2 PERSONNES

### INGRÉDIENTS

- 2 œufs entiers biologiques
- 4 blancs d'œufs
- 2 petites tomates
- 70 g de thon au naturel
- 2 c. à s. de fromage blanc à 0 % de matières grasses
- 2 pincées d'herbes de Provence

### OBJECTIFS

→ **PRISE DE MASSE**
Rajouter un œuf entier et supprimer un blanc d'œuf. Servir avec des féculents.

→ **RÉGIME**
Cette recette est adaptée au régime.

→ **ENDURANCE**
Servir ce plat avec des féculents.

**Battre les 2 œufs entiers en omelette puis la faire cuire dans une poêle légèrement huilée. Réserver.**

**Couper les tomates en fines lamelles, émietter le thon, ajouter le fromage blanc, les herbes et les les blancs d'œufs battus en neige. Mélanger la préparation.**

**Disposer l'omelette dans un plat allant au four et recouvrir de la préparation. Faire cuire à 180°C pendant 20 à 25 minutes.**

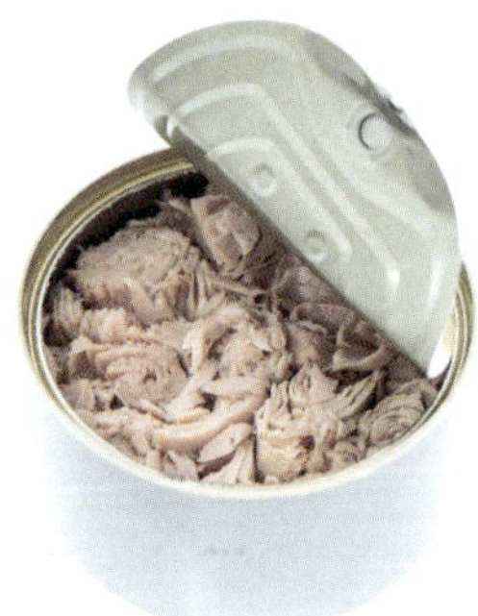

### → L'AVIS DE JULIEN VENESSON

Cette recette est très riche en protéines. Elle est bien adaptée pour une collation solide juste après un entraînement de musculation dans le cadre d'un régime strict. En prise de masse ou pour l'endurance il faudra rajouter une source de féculents, par exemple du riz.
La recette est également pauvre en végétaux et devra être accompagnée de légumes pour un ensemble sain et digeste. Les crucifères (choux, navets...) sont un bon choix pour le sportif car ils contiennent des substances qui modifient le métabolisme des estrogènes (hormones féminisantes).

# BOULETTES DE BŒUF LIGHT

HYPER PROTÉINÉ

**184**
CAL / PERS

**24,5 g** de protéines dont 24 g animales
**4 g** de glucides
**7,5 g** de lipides

25 min

■ POUR 2 PERSONNES

### INGRÉDIENTS

- 200 g de viande hachée à 5 % de matières grasses
- 1 œuf entier biologique
- 1 oignon moyen
- 1 gousse d'ail
- ½ bouquet de coriandre fraîche
- Cumin
- Sel, poivre du moulin

### OBJECTIFS

→ **PRISE DE MASSE**
Cette recette doit être accompagnée de féculents.
→ **RÉGIME**
Cette recette est adaptée au régime.
→ **ENDURANCE**
Cette recette doit être accompagnée de féculents.

■ **Au robot, mixer l'oignon avec l'ail et les brins de coriandre. Ajouter la viande, l'œuf, 2 c. à c. de cumin, salez, poivrez et mixer l'ensemble.**

■ **Rectifier l'assaisonnement. Façonner des boulettes et les disposer dans un plat allant au four.**

■ **Faire cuire pendant 10 minutes à 180 °C.**

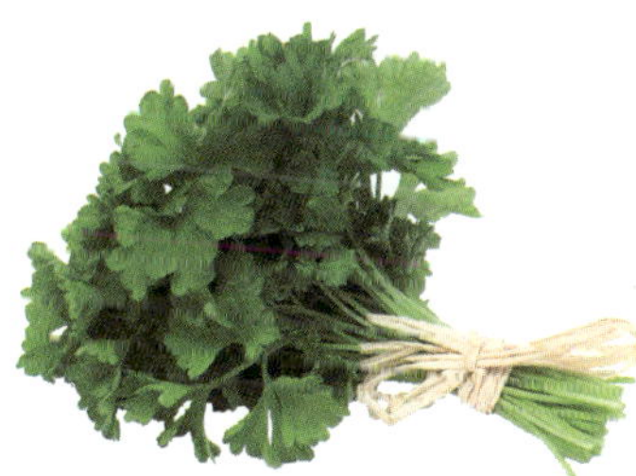

### → L'AVIS DE JULIEN VENESSON

On est loin des boulettes de bœuf consommées dans la restauration scolaire. Notez les qualités du cumin, une épice incroyablement riche en fer (100 g de cumin contiennent 5 fois plus que l'apport journalier recommandé) et en magnésium (100 % des apports journaliers). Bien qu'on consomme rarement 100 g de cumin en une journée, cela reste une source intéressante de minéraux et d'oligoéléments. Dans le cadre d'un régime cétogène on utilisera de la viande à 15 % de matières grasses.

# MOUSSAKA

307 CAL/PERS

**33 g** de protéines dont 27 g animales
**26 g** de glucides
**6,5 g** de lipides

50 min

## POUR 3 PERSONNES

### INGRÉDIENTS

- 300 g de bœuf haché à 5 % de matières grasses
- 3 aubergines (750 g environ)
- 250 g de champignons de Paris
- 1 branche de céleri
- 1 oignon et 2 gousses d'ail
- 1 boîte de sauce tomate
- 2 c. à s. de concentré de tomate
- Basilic et paprika
- 30 g de gruyère allégé

Pour la béchamel :

- 1 c. à s. de maïzena (15 g)
- ½ cube de bouillon de bœuf
- 300 mL de lait écrémé

### OBJECTIFS

→ **PRISE DE MASSE**
Servir ce plat avec du riz basmati blanc ou semi-complet.

→ **RÉGIME**
Cette recette est adaptée au régime.

→ **ENDURANCE**
Servir ce plat avec des féculents.

Faire cuire les aubergines coupées en cube au four à micro-ondes pendant environ 10 minutes. Faire revenir l'oignon, les champignons émincés et le céleri finement tranché pendant 10 minutes puis ajouter le bœuf avec une cuillère à soupe de paprika. Faire revenir 2 minutes puis rajouter le pot de sauce tomate, le concentré de tomate et le basilic. Goûter pour rectifier l'assaisonnement. Ajouter les aubergines cuites dans la préparation et laisser mijoter à feu très doux pendant plusieurs minutes.

Préparer la béchamel dans une casserole avec le lait, la maïzena, le ½ cube de bouillon, du poivre et porter à ébullition tout en fouettant et jusqu'à épaississement. Réserver au frais. Dans un plat à gratin, mettre la moussaka, la béchamel et le gruyère. Enfourner 30 minutes à 180 °C en chaleur tournante.

## → L'AVIS DE JULIEN VENESSON

Ce plat sera encore meilleur si vous le préparez la veille. Parfait accompagné d'une salade de votre choix et d'une source de féculents à index glycémique bas. Comme tous les plats à base de viande rouge il convient de ne pas en abuser, pour éviter les maladies cardiovasculaires ou certains cancers.

Le conseil vin de Philippe Venesson : ce gratin délicieux s'accommodera très bien d'un petit Médoc léger (château Poitevin à Jau-Dignac & Liorac), tout au nord de l'appellation, là où le vignoble devient discontinu, pour finir à l'estuaire de la Gironde.

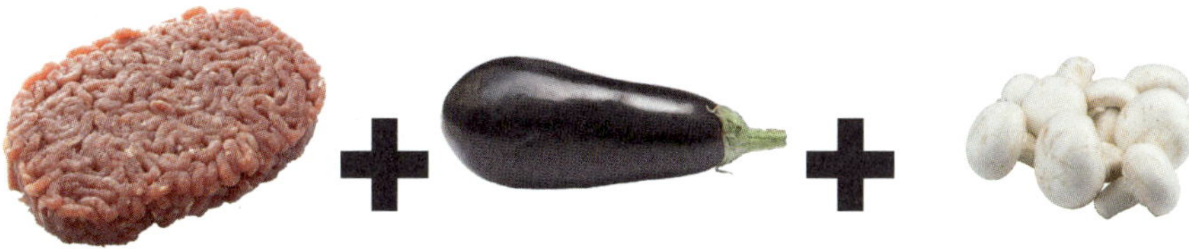

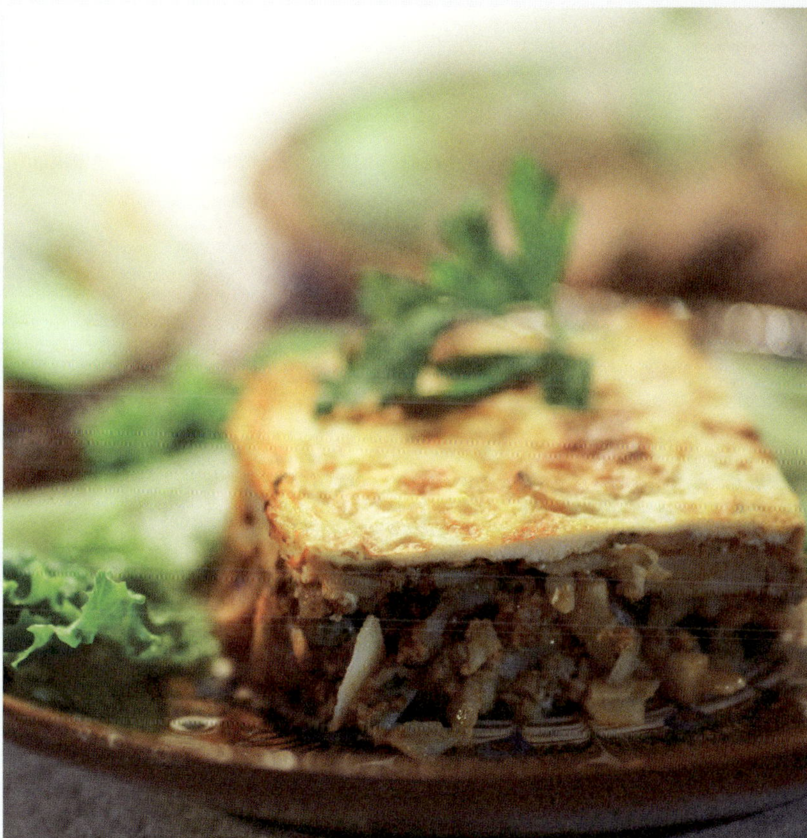

# GALETTES POULET-CURRY

HYPER PROTÉINÉ

15 min

188 CAL/PERS

30 g de protéines dont 30 g animales
1 g de glucides
7 g de lipides

POUR 2 PERSONNES

## INGRÉDIENTS

- 200 g de blanc de poulet
- 2 c. à s. de fromage blanc
- 2 œufs entiers biologiques
- 1 c. à c. de moutarde
- Curry, sel
- 1 échalote

## OBJECTIFS

→ **PRISE DE MASSE**
Servir ce plat avec des féculents.

→ **RÉGIME**
Cette recette est adaptée au régime.

→ **ENDURANCE**
Servir ce plat avec des féculents.

**Mixer grossièrement tous les ingrédients ensemble en dosant la quantité de curry et de sel au goût des convives.**

**Préchauffer une poêle et poser la pâte obtenue en petits tas de 6 cm de diamètre.**

**Faire dorer les galettes à feu doux de chaque côté en évitant de les brûler.**

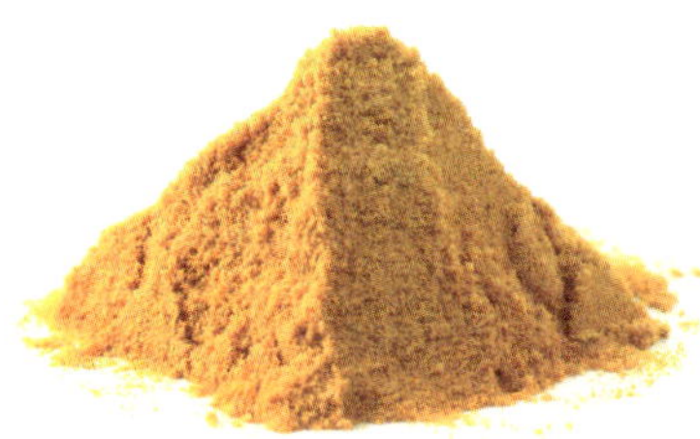

## → L'AVIS DE JULIEN VENESSON

Cette recette est très riche en protéines et pauvre en glucides. Elle s'utilisera donc plutôt en cas de régime ou de sèche, accompagnée de végétaux.

On peut aussi l'utiliser pour l'endurance ou la prise de masse musculaire si on y ajoute des féculents.

# CONCOMBRE FARCI

HYPER PROTÉINÉ

45 min

224 CAL/PERS

**27,5 g** de protéines dont 26 g animales
**4 g** de glucides
**11 g** de lipides

■ POUR 2 PERSONNES

## INGRÉDIENTS

- 250 g de bœuf haché à 5 % de matières grasses
- 1 concombre
- 1 oignon
- Huile d'olive
- Sel/poivre du moulin

## OBJECTIFS

→ **PRISE DE MASSE**
Servir ce plat avec des féculents.

→ **RÉGIME**
Cette recette est adaptée au régime.

→ **ENDURANCE**
Servir ce plat avec des féculents.

■ Couper le concombre en 2 dans le sens de la longueur.

■ Évider une des deux moitiés jusqu'à ne garder qu'une fine écorce. Couper la deuxième moitié du concombre en petits dés.

■ Assaisonner le haché avec les dés de concombre, l'oignon haché, le sel et le poivre.

■ Placer dans un plat légèrement huilé et enfourner pendant 30 minutes à 180 °C.

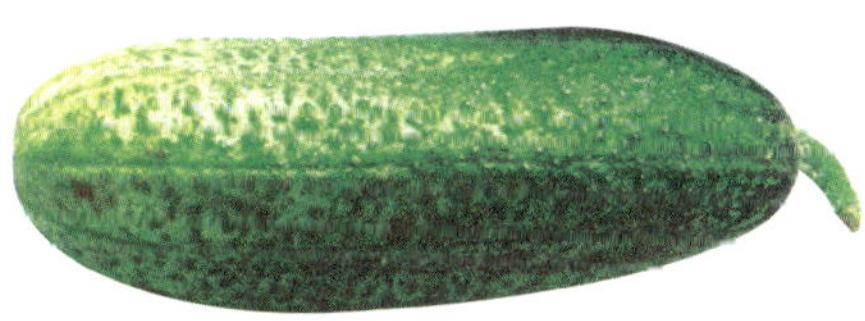

## → L'AVIS DE JULIEN VENESSON

Le concombre présente peu d'intérêt nutritionnel en dehors de sa teneur en fibres. En effet il est particulièrement riche en eau. En utilisant de la viande à 15 % de matières grasses cette recette est bien adaptée au régime cétogène.

# NEMS THON-COURGETTE

211
CAL/PERS

**19,5 g** de protéines dont 18 g animales
**25 g** de glucides
**3 g** de lipides

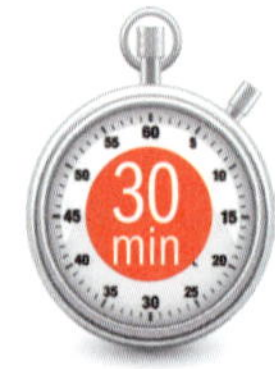


## POUR 4 PERSONNES

### INGRÉDIENTS

- 8 feuilles de brick
- 180 g de thon en boîte
- 1 petite courgette
- 4 petits carrés frais à 0 % de matières grasses
- 2 œufs entiers biologiques
- 1 c. à c. de curry
- Ciboulette
- Poivre et sel

### OBJECTIFS

→ **PRISE DE MASSE**
Servir ce plat avec des légumes variés et des féculents.

→ **RÉGIME**
Cette recette est adaptée au début d'un régime.

→ **ENDURANCE**
Servir ce plat avec des féculents.

**Râper la courgette et la presser entre vos mains pour ôter un peu de jus.**

**Mélanger avec le thon émietté et égoutté, les carrés frais, les œufs, la ciboulette ciselée et le curry. Assaisonner.**

**Plier les feuilles de brick pour les nems en suivant les instructions du paquet et mettre la garniture.**

**Passer au four à 180 °C, 10 minutes de chaque côté.**

### → L'AVIS DE JULIEN VENESSON

Ces nems hyperprotéinés peuvent être emportés pour une collation, par exemple au goûter. Néanmoins cette recette étant pauvre en fibres, il faudra l'accompagner d'une bonne dose de végétaux ou d'un fruit en déplacement. Elle est également pauvre en lipides et plus diététique que les nems classiques. Côté boisson, suivez le conseil de Philippe Venesson et restez dans l'ambiance asiatique avec le thé de Taïwan semi-fermenté *Beauté académique* de La maison des 3 thés à Paris. Infusion 5 à 7 min de préférence dans une théière en terre cuite.

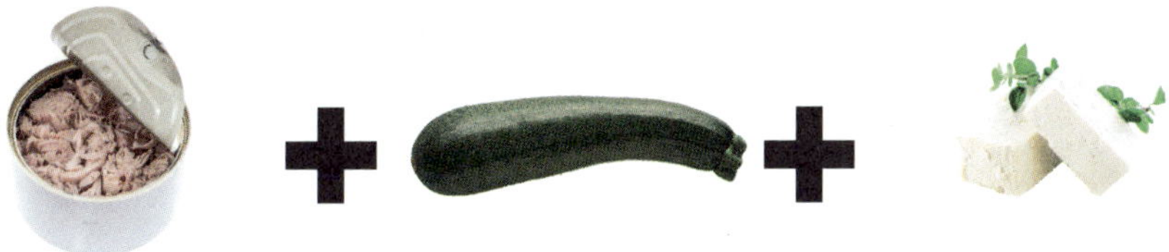

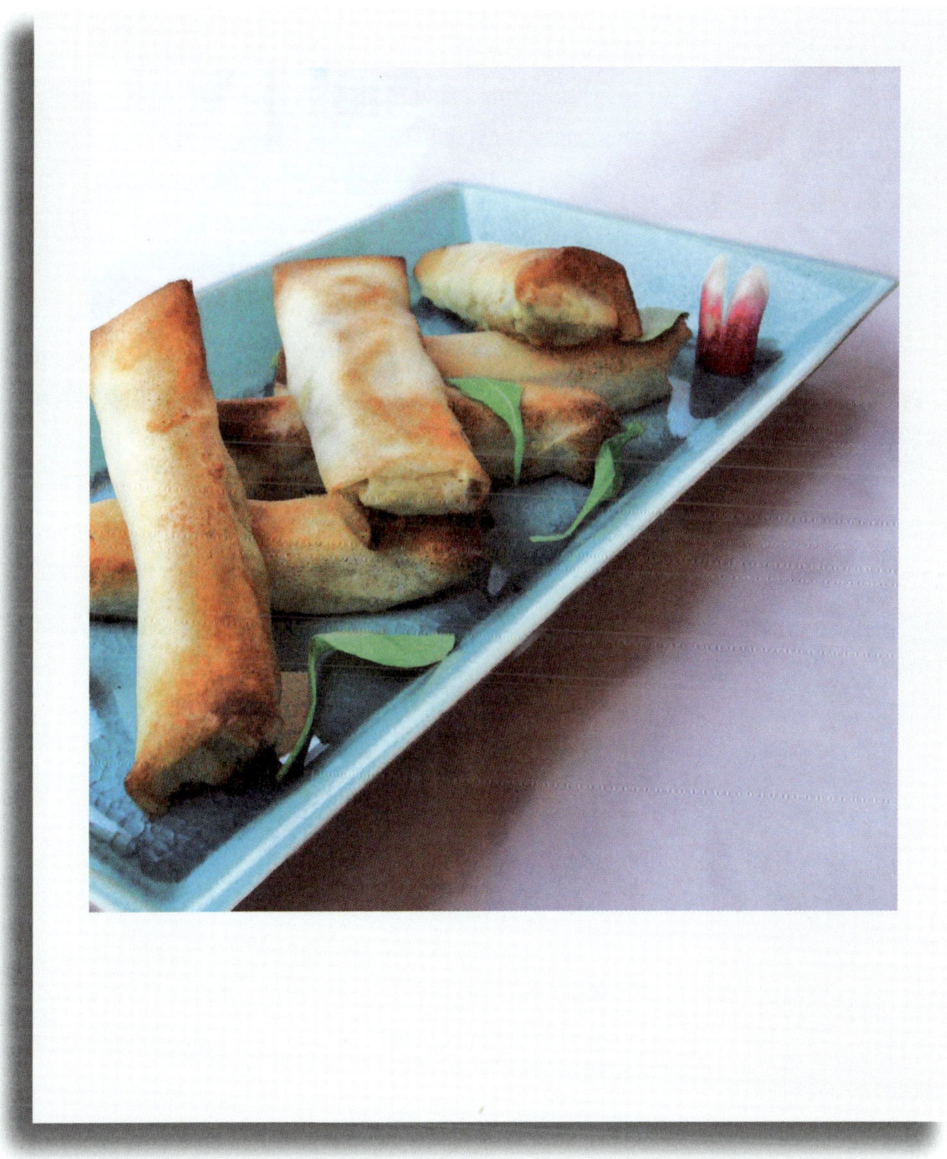

# LASAGNES DE CHOU FRISÉ

**363** CAL/PERS

**40 g** de protéines dont 30 g animales
**25 g** de glucides
**14 g** de lipides

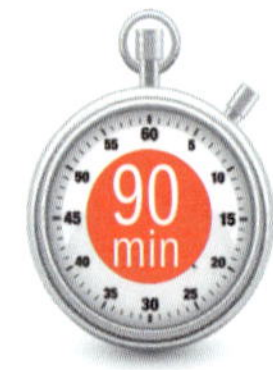


■ POUR 4 PERSONNES

## INGRÉDIENTS

- 800 g de chou frisé
- 500 g de viande hachée à 5 % de matières grasses
- 1 oignon
- 1 gousse d'ail
- 1 c. à c.de moutarde forte
- 1 œuf entier biologique
- 2 c. à s.de chapelure
- 800 g de tomates concassées en conserve
- 10 tranches de bacon fumé
- 10 cL de crème fraîche allégée

## OBJECTIFS

→ **PRISE DE MASSE**
Servir ce plat avec des féculents.
→ **RÉGIME**
Cette recette est adaptée au régime.
→ **ENDURANCE**
Servir ce plat avec des féculents.

■ Couper le chou frisé en quatre, ôter le trognon. Enlever les feuilles une à une et les faire cuire 4 minutes dans l'eau bouillante salée puis les plonger dans de l'eau très froide. Bien les égoutter et les sécher dans un torchon.

■ Préchauffer le four à 150 °C. Hacher finement l'oignon et l'ail puis les mélanger avec la viande, la moutarde, l'œuf et la chapelure, saler, poivrer légèrement.

■ Dans un plat à gratin, mettre en alternance une couche de chou frisé, de la viande, des tomates, et finir par couvrir avec le lard fumé. Mettre le plat au four pour 60 minutes.

■ Ajouter alors la crème et remettre au four 15 minutes environ.

## → L'AVIS DE JULIEN VENESSON

Le passage des feuilles de chou de l'eau chaude à l'eau froide permet de stopper la cuisson et d'éviter la fuite de la chlorophylle (responsable de la couleur verte du légume). La chlorophylle contient un atome de magnésium, le chou est donc une excellente source de ce minéral. Cette recette est bien adaptée dans le cadre d'un régime. En revanche, en cas de prise de masse musculaire ou d'endurance, il conviendra de l'accompagner de féculents, par exemple des pommes de terre en robe des champs (qui se marient bien avec le chou) ou tout simplement un bol de riz.

# GRATIN DE JAMBON

HYPER PROTÉINÉ

30 min

**291** CAL/PERS

**37 g** de protéines dont 37 g animales
**8 g** de glucides
**12 g** de lipides

■ POUR 1 PERSONNE

### INGRÉDIENTS

- 200 g de fromage blanc à 0% de matières grasses
- 2 œufs entiers biologiques
- 1 tranche de jambon blanc
- ½ c. à c. de moutarde
- Sel, poivre du moulin

### OBJECTIFS

→ **PRISE DE MASSE**
Cette recette n'est pas adaptée à la prise de masse.

→ **RÉGIME**
Cette recette est adaptée au régime.

→ **ENDURANCE**
Cette recette n'est pas adaptée à l'endurance.

■ **Battre les œufs et ajouter le fromage blanc, le sel et le poivre. Bien mélanger pour obtenir une pâte lisse.**

■ **Ajouter le jambon coupé en morceaux et la moutarde**

■ **Enfourner à 180°C pendant 20 à 25 minutes.**

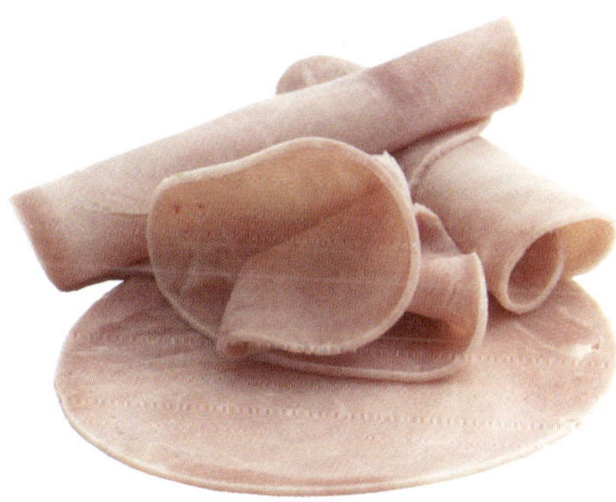

### → L'AVIS DE JULIEN VENESSON

Là encore on choisira des produits laitiers entiers dans le cadre d'un régime cétogène. On n'oubliera pas également une source de fibres (végétale ou sous forme de complément alimentaire dans ce cas), sous peine de voir apparaître des troubles du transit.

# PIZZA BLANCHE AU SAUMON

**450**
CAL/PERS

**46 g** de protéines dont 36 g animales
**33 g** de glucides
**15 g** de lipides

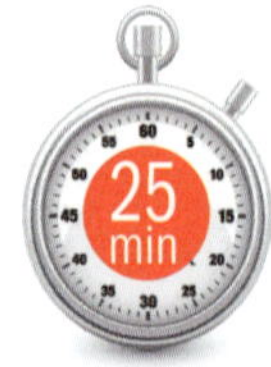


## POUR 1 PERSONNE

### INGRÉDIENTS

- 30 g de son d'avoine
- 30 g de lait écrémé en poudre
- 1 œuf entier + 1 blanc d'œuf biologiques
- 100 mL d'eau
- 2 carrés frais à 0 % de matières grasses
- 50 g de saumon fumé
- Légumes au choix coupés très finement (aubergine, poivrons, artichauts, etc.)
- ½ citron

### OBJECTIFS

→ **PRISE DE MASSE**
Servir ce plat avec avec des légumes variés et des féculents.

→ **RÉGIME**
Cette recette peut être un plaisir du week-end au régime.

→ **ENDURANCE**
Cette recette est peu adaptée pour l'endurance.

**Mélanger le son d'avoine, le lait écrémé en poudre, l'œuf entier, le blanc d'œuf et le verre d'eau.**

**Dans une poêle chaude anti-adhésive, faire cuire la pâte sur chaque face. La déposer sur une plaque de cuisson couverte d'une feuille de papier sulfurisé.**

**Étaler les carrés frais et ajouter le saumon et les légumes.**

**Cuire 5 minutes au four sur position grill. Ajouter un filet de jus de citron avant de déguster.**

### → L'AVIS DE JULIEN VENESSON

Très riche en protéines cette pizza peut être un véritable plaisir dans l'alimentation du sportif de force. Sur le plan nutritionnel, son intérêt est limité à une faible teneur en glucides, plutôt à index glycémique bas. On complétera la recette avec une belle salade ou un mélange de légumes et si besoin avec des féculents selon les objectifs sportifs.
À boire, selon Philippe Venesson, avec du sauvignon de Bourgogne. Autrefois appelé vin délimité de qualité supérieure sous le nom de sauvignon de St Bris, ce terroir est passé en AOC depuis 2003 sous le simple nom de Saint Bris (ce qui masque l'originalité du produit).

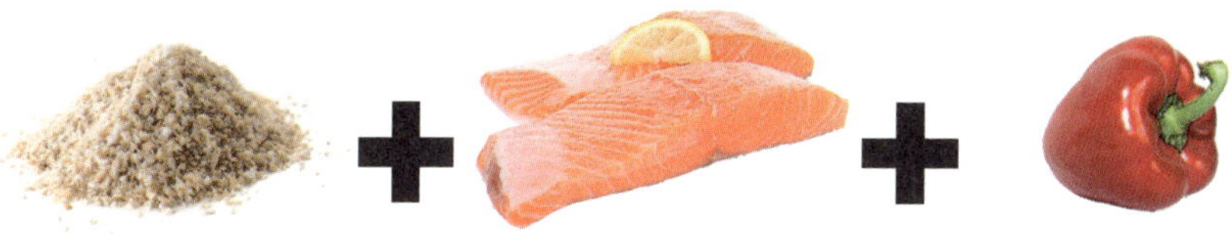

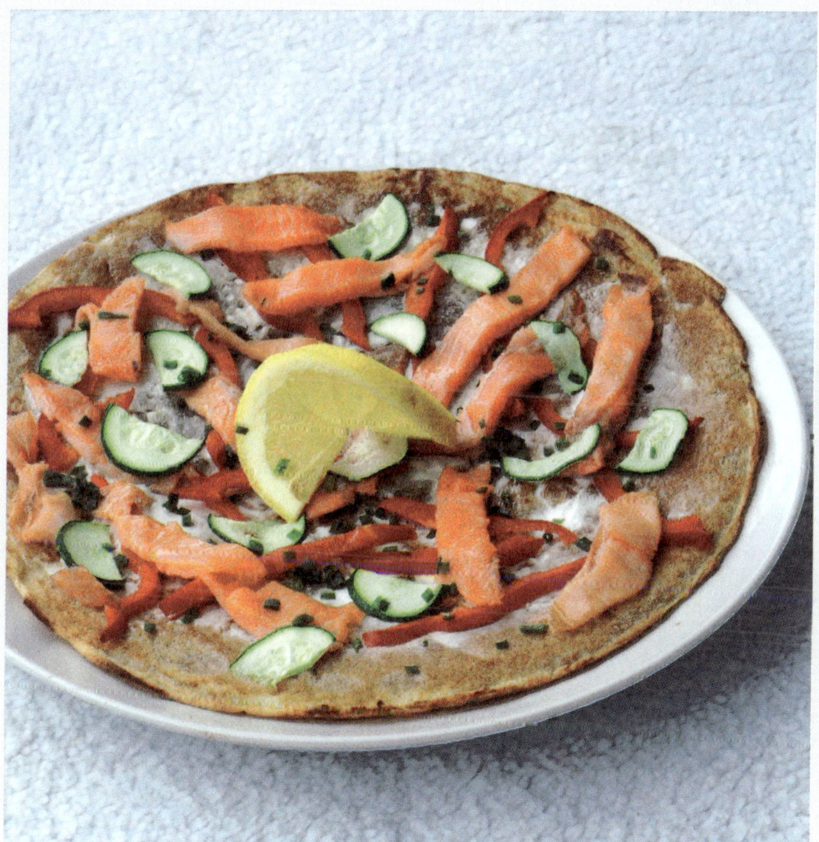

# POULET-NOUILLES CHINOISES

**595** CAL/PERS

**37,5 g** de protéines dont 31,5 g animales
**61 g** de glucides
**20 g** de lipides

25 min

## POUR 2 PERSONNES

### INGRÉDIENTS

- 300 g d'escalopes de poulet
- 1 petite tête de brocolis
- 2 petites carottes
- 3 ou 4 champignons noirs déshydratés
- 1 oignon rouge
- 1 gousse d'ail
- 1 petit morceau de gingembre
- 100 g de nouilles de haricot mungo
- 2 c. à s. de sauce soja
- 2 c. à s. de sauce Nuoc-mâm
- 100 mL de lait de coco

### OBJECTIFS

→ **PRISE DE MASSE**
Cette recette est adaptée à la prise de masse.
→ **RÉGIME**
Servir ce plat sans les nouilles.
→ **ENDURANCE**
Cette recette est adaptée à l'endurance.

Dans une casserole faire bouillir de l'eau et y mettre les champignons déshydratés, les têtes de brocolis coupées, ainsi que les nouilles. Cuire pendant 5 à 10 minutes, égoutter et réserver.

Couper le poulet et les légumes en morceaux.

Faire chauffer un wok ou une sauteuse et commencer par cuire les légumes avec 1 c. à s. d'huile d'olive pendant 5 minutes environ en remuant vigoureusement. Retirer du feu et réserver.

Dans la même poêle, faire cuire le poulet, l'oignon émincé, l'ail et le gingembre avec 1 c. à s. d'huile d'olive. Une fois l'ensemble cuit, ajouter les légumes et les nouilles et verser 2 c. à s. de sauce Nuoc-mâm, de sauce soja et le lait de coco. Faire revenir l'ensemble en mélangeant régulièrement pendant 2 minutes.

### → L'AVIS DE JULIEN VENESSON

Cette recette peut être modifiée en supprimant le lait de coco (diminution des lipides et des calories) et même être utilisée au régime en remplaçant les nouilles de haricot mungo par des nouilles de konjac (apport calorique quasi nul). Le haricot mungo appartient à la famille des légumineuses comme les lentilles ou les pois chiches. À ce titre il est riche en fibres et en minéraux, notamment en magnésium.

# FLAN AUX SARDINES

**296** CAL/PERS

**25 g** de protéines dont 22 g animales
**16,5 g** de glucides
**15 g** de lipides

50 min

## POUR 4 PERSONNES

### INGRÉDIENTS

- 2 boîtes de sardines à l'huile d'olive vierge
- 500 g de légumes verts cuits (haricots verts, brocolis, etc.)
- 6 œufs entiers biologiques
- 70 g de farine de sarrasin

### OBJECTIFS

→ **PRISE DE MASSE**
Servir ce plat avec des féculents.

→ **RÉGIME**
Cette recette est adaptée au régime.

→ **ENDURANCE**
Cette recette n'est pas adaptée à l'endurance.

**Émietter les sardines. Ajouter les légumes écrasés en purée.**

**Battre les œufs, saler et les mélanger à la sardine et aux légumes, les œufs. Ajouter la farine.**

**Verser dans un moule allant au four et enfourner 45 minutes à 200 °C.**

**Se déguste froid accompagné d'une salade.**

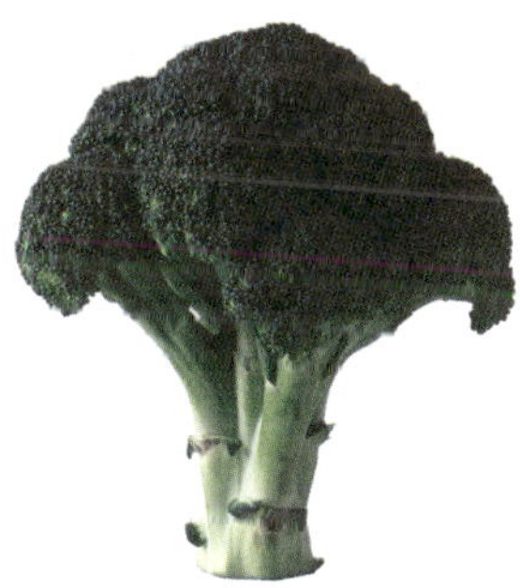

### → L'AVIS DE JULIEN VENESSON

Cette recette est particulièrement intéressante sur le plan nutritionnel pour les sports de force, notamment lors d'un régime. Elle est riche en protéines, magnésium et potassium et apporte du cholestérol (indispensable à la construction musculaire) ainsi que des acides gras oméga-3. Autrement dit, ½ flan représente la collation idéale après l'entraînement en période de régime.

Le conseil de Philippe Venesson : dégustez ce flan accompagné d'un sauvignon de la Loire élégant et typé et découvrez le Quincy des frères Lestourgie à Mereau.

# SPAGHETTIS AUX FRUITS DE MER

**614** CAL/PERS

**42,5 g** de protéines dont 28 g animales
**79,5 g** de glucides
**12,5 g** de lipides

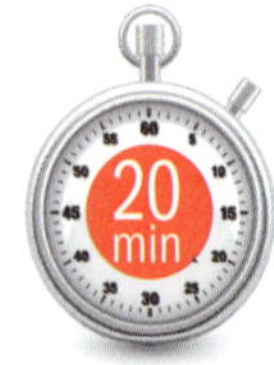


## POUR 2 PERSONNES

### INGRÉDIENTS

- 200 g de spaghettis au blé complet
- 400 g de fruits de mer surgelés
- 2 gousses d'ail
- 1 petite courgette
- 200 g de tomates concassées
- Persil ou basilic

### OBJECTIFS

→ **PRISE DE MASSE**
Cette recette est adaptée à la prise de masse.

→ **RÉGIME**
Cette recette n'est pas adaptée au régime.

→ **ENDURANCE**
Cette recette est adaptée à l'endurance.

**Faire cuire les spaghettis dans un grand volume d'eau salé puis réserver.**

**Décongeler les fruits de mer au four à micro-ondes.**

**Dans une sauteuse faire revenir la courgette coupée en allumettes avec de l'huile d'olive puis ajouter l'ail émincé.**

**Une fois la courgette colorée, ajouter les fruits de mer et les tomates concassées. Parsemer d'herbes puis assaisonner à votre goût.**

**Mélanger les spaghettis et la préparation et servir.**

### → L'AVIS DE JULIEN VENESSON

Les spaghettis aux fruits de mer ne sont intéressants que par la présence de ces derniers. En effet ces aliments sont riches en iode dont le déficit modéré est fréquent (carence qui favorise l'apparition de problèmes thyroïdiens). Ce sont aussi d'importantes sources alimentaires de sélénium et de zinc (en particulier les huîtres puisque trois petites huîtres apportent 100 % des AJR), deux oligoéléments nécessaires à la production de testostérone. C'est de là que provient la réputation aphrodisiaque de cet aliment.

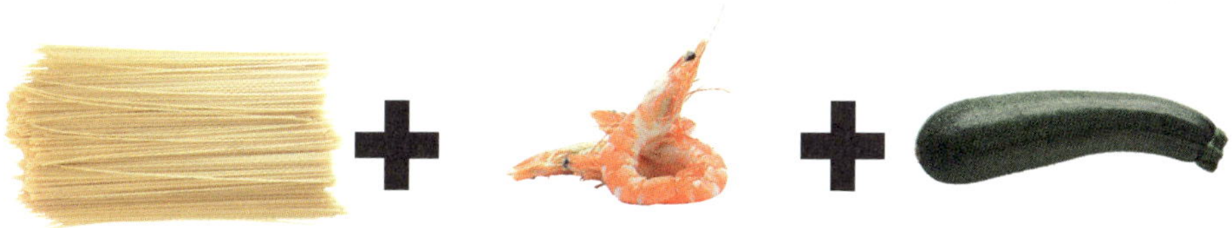

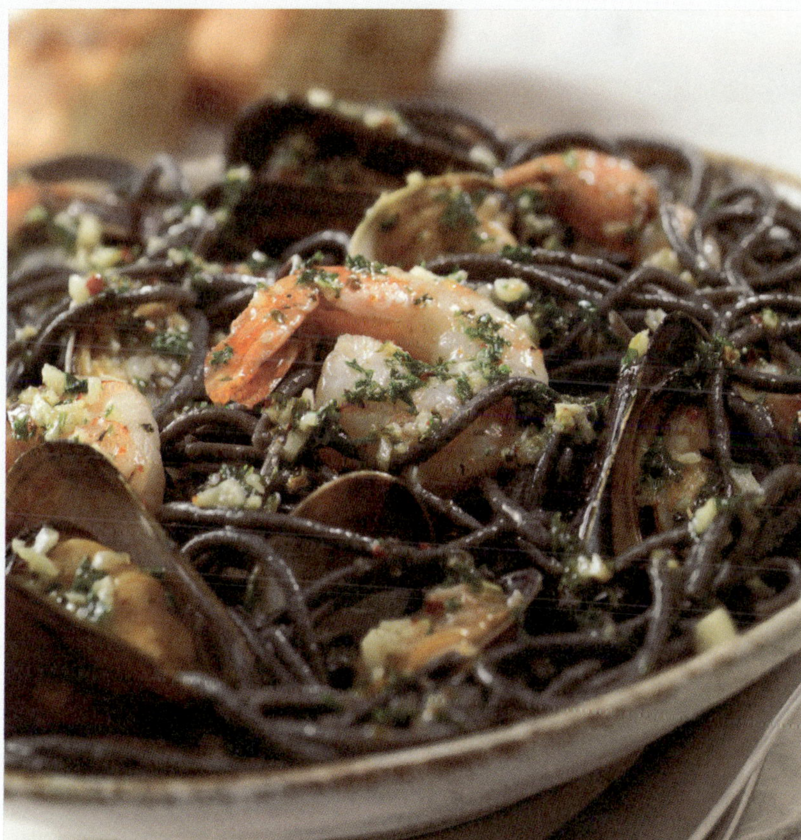

# QUINOTTO

**448** CAL/PERS

**36 g** de protéines dont 25,5 g animales
**49 g** de glucides
**12 g** de lipides

30 min

## POUR 4 PERSONNES

### INGRÉDIENTS

- 300 g de quinoa
- 400 g de blanc de poulet
- 1 L de bouillon de volaille
- 200 g de champignons de Paris
- 1 oignon
- 1 c. à s. de crème fraîche allégée
- 2 c. à s. de parmesan rapé
- 1 c. à s. d'huile d'olive
- Persil
- Sel et poivre
- Paprika

### OBJECTIFS

→ **PRISE DE MASSE**
Cette recette est adaptée à la prise de masse musculaire.
→ **RÉGIME**
Cette recette est peu adaptée au régime.
→ **ENDURANCE**
Servir ce plat avec 100 g de blanc de poulet.

**Dans une casserole, faire nacrer le quinoa cru avec une cuillère à soupe d'huile d'olive pendant quelques minutes puis ajouter à la louche le bouillon au fur et à mesure en remuant constamment jusqu'à cuisson complète du quinoa.**

**Dans une poêle, faire revenir l'oignon puis les champignons émincés. Réserver.**

**Faire dorer les blancs de poulet avec le paprika. Saler, poivrer et réserver.**

**Ajouter au quinoa une cuillère à soupe de crème fraîche, les champignons, l'oignon, du persil haché et un peu de parmesan. Rectifier l'assaisonnement. Dresser dans une assiette le quinoa et déposer le poulet coupé en aiguillettes. Servir chaud.**

## → L'AVIS DE JULIEN VENESSON

Dans cette recette, la crème fraîche est vraiment facultative. En revanche le parmesan rappelle vraiment le risotto. Le quinoa est une plante consommée comme une céréale mais elle est exempte de gluten et très riche en magnésium. Sur le plan nutritionnel, elle est bien plus intéressante que le blé. En revanche ses fibres peuvent irriter les intestins sensibles. Pourquoi ne pas accompagner ce plat qui sent l'est de la France (champignons, crème, volaille...) avec un Côte du Jura de 2008 Cépage chardonnay aux arômes de noix et de pomme ? (Vignobles Hubert Clavelin et fils à Vernois).

# POULET MASSALA

530 CAL/PERS

**27 g** de protéines dont 22 g animales
**82,5 g** de glucides
**12 g** de lipides

40 min

## POUR 4 PERSONNES

### INGRÉDIENTS

- 300 g de riz Basmati
- 400 g de blanc de poulet
- 200 g de pulpe de tomates
- 1 bouillon cube de volaille
- ½ pomme
- 1 poignée de raisins secs
- 1 poignée d'amandes effilées
- 2 gousses d'ail
- 1 c. à c. de curry en poudre
- 2 c. à c.de garam massala en poudre
- Cannelle
- Thym frais
- Laurier
- 200 mL de lait de coco

### OBJECTIFS

**PRISE DE MASSE**
Cette recette est adaptée à la prise de masse.

**RÉGIME**
Servir ce plat sans le riz.

**ENDURANCE**
Cette recette est adaptée à l'endurance.

Faire cuire le riz basmati (idéalement dans un cuiseur à riz).

Découper les blancs de poulet en morceaux puis les faire dorer dans une poêle avec de l'huile d'olive. Réserver.

Émincer l'oignon, couper la pomme en dés, éplucher et couper l'ail puis les faire dorer tous ensembles. Ajouter la poudre de curry et le massala puis la pulpe de tomates et le bouillon cube réhydraté. Ajouter enfin le poulet, la cannelle, les raisins, les amandes, le thym et le laurier. Poivrer.

Laisser mijoter 20 à 30 minutes et saler après la cuisson. Ajouter le lait de coco au dernier moment, sans faire bouillir.

Servir avec le riz basmati.

## L'AVIS DE JULIEN VENESSON

Le riz basmati, même blanc, a un index glycémique bas. C'est un des riz les plus intéressants pour la qualité de son amidon. Cette recette est riche en épices et en condiments. Elle contient donc beaucoup de nutriments antioxydants et d'oligoéléments. En supprimant le riz vous pouvez en faire une recette parfaitement utilisable au régime. Le conseil vin de Philippe Venesson : cette recette pourrait fort bien se marier avec un vin d'Alsace doux, type « vendanges tardives ». Attention toutefois : ces vins-là contiennent par nature une proportion non négligeable de sucres résiduels ; tenez-en compte quant à l'apport calorique.

# CHEESEBURGER HYPOGLUCIDIQUE

**425**
CAL/PERS

**38 g** de protéines dont 35 g animales
**10 g** de glucides
**17 g** de lipides

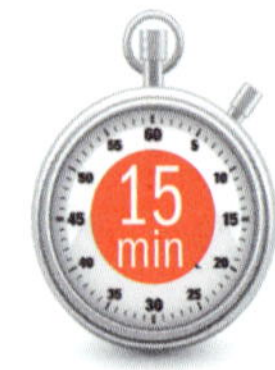


## POUR 1 PERSONNE

### INGRÉDIENTS

- 1 œuf entier biologique
- 20 g de son d'avoine
- 10 g de son de blé
- 60 g de fromage blanc à 0 % de matières grasses
- 100 g de steak haché à 5 % de matières grasses
- 1 tranche de fromage type cheddar
- ½ tomate
- Salade verte
- 2 cornichons
- Ketchup, moutarde

### OBJECTIFS

→ **PRISE DE MASSE**
Cette recette est peu adaptée à la prise de masse.

→ **RÉGIME**
Cette recette est adaptée au régime.

→ **ENDURANCE**
Cette recette est peu adaptée à l'endurance.

Pour la préparation du pain : mélanger le son d'avoine et de blé, l'œuf, le fromage blanc et une pincée de sel. Une fois la préparation bien homogène, mettre dans un récipient en pyrex rond de la forme d'un pain à hamburger ou dans un plastique utilisable au four à micro-ondes. Cuire pendant 4 minutes à 600 Watts. Démouler aussi tôt et réserver.

Pour la garniture : couper la tomate et les cornichons en rondelles. Faire cuire le steak à la poêle. Couper le pain en deux et déposer sur la première moitié un peu de salade, la tomate, les cornichons, votre viande salée/poivrée, une tranche de fromage et terminer en ajoutant du ketchup et/ou de la moutarde par dessus. Poser l'autre moitié du pain pour former le cheeseburger.

### → L'AVIS DE JULIEN VENESSON

Toujours dans l'esprit « Dukan », cette recette est riche en protéines et pauvre en glucides. Si vous utilisez un récipient en plastique pour cuire le pain au four à micro-ondes, assurez-vous qu'il s'agisse bien de polypropylène (code d'identification 5 ou PP) pour éviter la libération de produits chimiques des plastiques.

Même si cette recette est peu calorique et riche en fibres, elle apporte son lot de graisses de mauvaise qualité. C'est donc avant tout un repas « plaisir ».

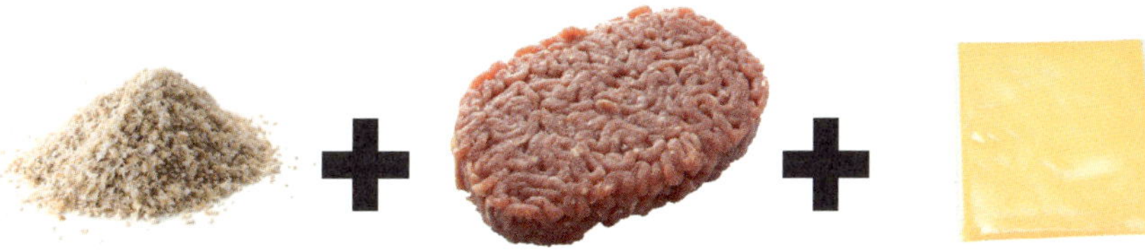

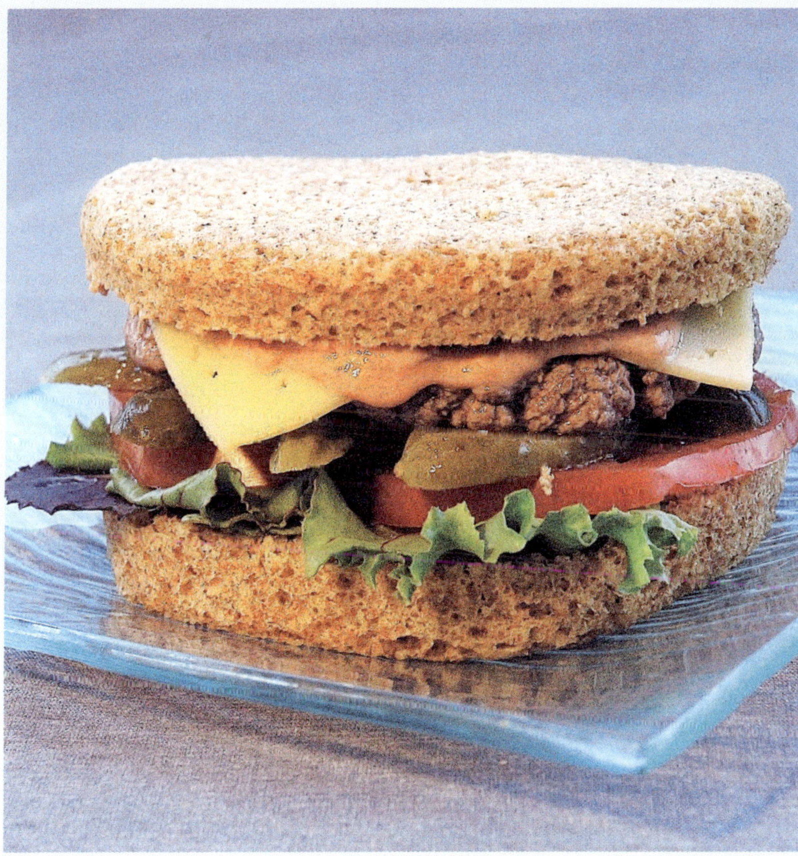

# PARMENTIER DE CHOU-FLEUR

HYPER PROTÉINÉ

**275** CAL/PERS

**32 g** de protéines dont 24 g animales
**12 g** de glucides
**11 g** de lipides

30 min

## POUR 3 PERSONNES

### INGRÉDIENTS

- 1 kg de chou-fleur
- 300 g de steak haché à 5 % de matières grasses
- 2 c. à s. de crème fraîche allégée
- 1 c. à s. de sauce tomate
- 30 g de parmesan ou de gruyère allégé
- ½ cube de bouillon
- 1 oignon
- 1 c. à c. de paprika
- Noix de muscade

### OBJECTIFS

→ **PRISE DE MASSE**
Servir ce plat avec une portion de féculents.

→ **RÉGIME**
Cette recette est adaptée au régime.

→ **ENDURANCE**
Servir ce plat avec des pommes de terre en robe des champs.

**Cuire le chou-fleur à la vapeur puis le réduire en purée. Ajouter deux cuillères à soupe de crème fraîche allégée, la noix de muscade et assaisonner.**

**Faire revenir l'oignon émincé puis le steak haché avec une cuillère à café de paprika dans une poêle, puis ajouter un peu de sauce tomate.**

**Dans un plat à gratin, répartir la viande dans le fond puis placer votre purée de chou-fleur par-dessus.**

**Ajouter le parmesan et faire gratiner au four 15 minutes à 200°C.**

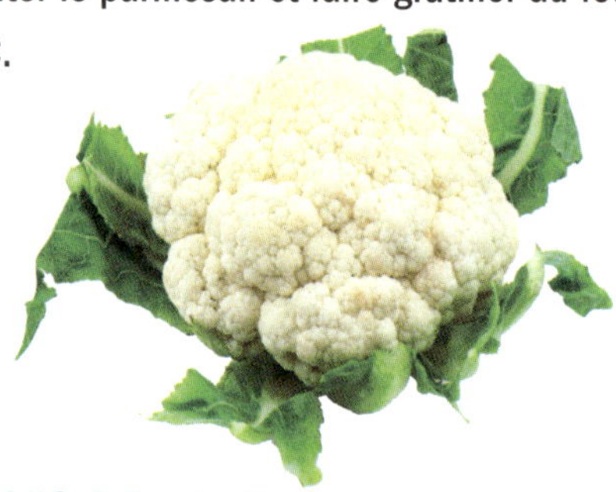

## → L'AVIS DE JULIEN VENESSON

C'est le hachis Parmentier du nutritionniste, riche en protéines et en fibres. Le chou-fleur appartient à la famille des crucifères et, à ce titre, il contient certaines substances intéressantes comme le sulforaphane, un composé anticancer (notamment du sein) ou de l'indole-3-carbinol, un antagoniste des estrogènes qui ralentit la prolifération de certaines cellules cancéreuses. Une consommation élevée de chou-fleur est associée à un moindre risque de cancer de la prostate. Pour couronner le tout le chou-fleur est riche en vitamine B9.

# LASAGNES D'AUBERGINES

40 min

**248** CAL/PERS

**30 g** de protéines dont 26 g animales
**14 g** de glucides
**8 g** de lipides

## POUR 4 PERSONNES

### INGRÉDIENTS

- 4 aubergines
- 400 g de tomates concassées
- 500 g de viande hachée à 5 % de matières grasses
- 1 oignon
- 2 gousses d'ail
- 1 c. à s. d'huile d'olive
- Basilic

### OBJECTIFS

→ **PRISE DE MASSE**
Servir ce plat avec des féculents.

→ **RÉGIME**
Cette recette est adaptée au régime.

→ **ENDURANCE**
Servir ce plat avec des féculents.

**Faire revenir l'oignon et l'ail dans une poêle avec de l'huile d'olive. Ajouter la viande, puis les tomates concassées. Saler, poivrer et laisser cuire à feu doux.**

**Pendant ce temps laver les aubergines puis les découper en tranches dans le sens de la longueur. Vaporiser de l'huile d'olive sur chaque tranche, des deux côtés, puis les passer au grill pour les faire dorer.**

**Dans un plat à gratin, disposer la sauce bolognaise, les aubergines puis le basilic. Faire cuire à 180 °C pendant 30 minutes.**

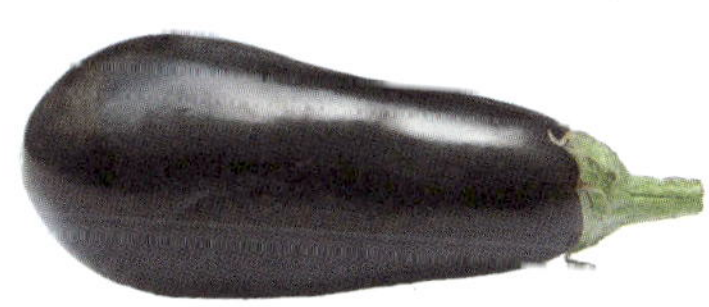

### → L'AVIS DE JULIEN VENESSON

La tomate est un fruit qui contient du lycopène, un caroténoïde. Ce pigment de couleur rouge aux propriétés antioxydantes pourrait diminuer le risque de certains cancers et protéger la peau en cas d'exposition au soleil. Ce composé est liposoluble, c'est-à-dire que son absorption et son utilisation dans le corps humain est beaucoup plus importante en présence de lipides, comme c'est le cas dans la recette de Christophe. À noter que ce plat est encore meilleur réchauffé. Pour le vin : le Château La Tuilerie, AOC Costières de Nîmes. Moins puissant qu'un Corbières mais plus élégant, il devrait bien convenir pour ces lasagnes.

# GALETTES DE SARDINES AUX ÉPICES

**392**
CAL / PERS

**37 g** de protéines dont 24 g animales
**18 g** de glucides
**17 g** de lipides

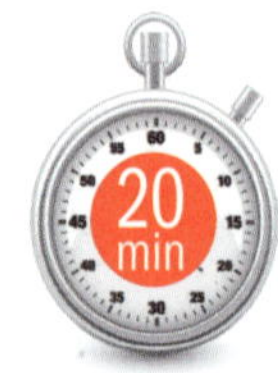


## POUR 1 PERSONNE

### INGRÉDIENTS

- 1 boîte de sardines entières à l'huile d'olive ou sans huile (115 g)
- 15 g de son d'avoine
- 15 g de flocon d'orge
- 1 œuf entier biologique
- 1 c. à c. d'épices orientales ou de curcuma
- ½ citron
- Sel, poivre du moulin

### OBJECTIFS

→ **PRISE DE MASSE**
Rajouter 60 g de flocons d'orge.
→ **RÉGIME**
Cette recette est adaptée au régime.
→ **ENDURANCE**
Cette recette est peu adaptée à l'endurance.

**Passer le son d'avoine et les flocons d'orge au mixeur. Dans un saladier, battre l'œuf en omelette, ajouter les épices, les sardines égouttées et écrasées, les flocons mixés. Saler et poivrer.**

**Bien mélanger à l'aide d'une fourchette afin d'obtenir une préparation homogène.**

**Dans une poêle, faire revenir votre galette 5 minutes de chaque côté.**

**Se déguste chaud ou froid avec un filet de jus de citron.**

### → L'AVIS DE JULIEN VENESSON

Une recette facile à préparer et très diététique. Les sardines sont riches en oméga-3 intéressants pour le système cardiovasculaire et la croissance musculaire. Les flocons d'orge riches en fibres seront lentement digérés pour fournir de l'énergie sans « coup de barre ». Le curcuma possède des propriétés anti-inflammatoires et anticancer puissantes. La présence des graisses de l'œuf et des sardines va permettre au curcuma d'être mieux absorbé. Accompagnée de légumes ou d'une salade, cette recette est un secret d'athlète ! On peut aussi la réaliser avec du maquereau en boîte.

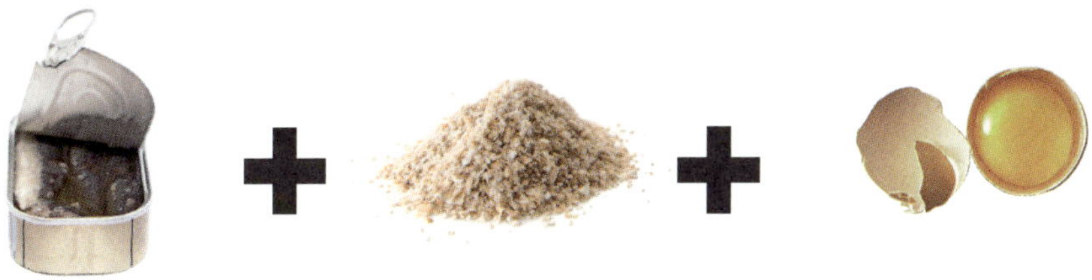

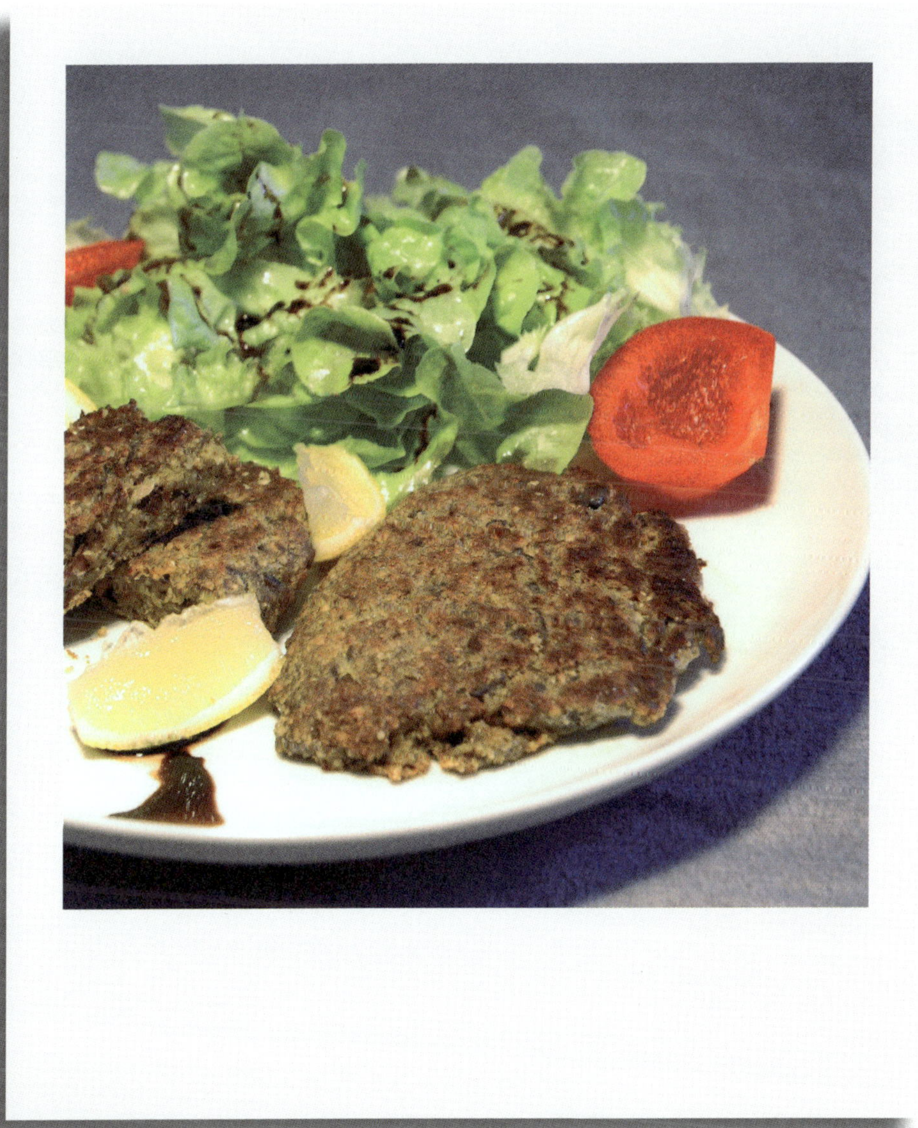

# POULET TANDOORI

HYPER PROTÉINÉ

40 min

140 CAL/PERS

**23 g** de protéines dont 23 g animales
**1,5 g** de glucides
**4,5 g** de lipides

POUR 4 PERSONNES

## INGRÉDIENTS

- 4 cuisses de poulet
- 1 yaourt nature
- 1 c. à s. d'épices tandoori
- 1 c. à c. d'ail en poudre
- 1 c. à c. de gingembre en poudre
- 1 citron
- Sel et poivre

## OBJECTIFS

→ **PRISE DE MASSE**
Selon votre gabarit mangez une ou deux cuisses accompagnées de légumes et de féculents.

→ **RÉGIME**
Cette recette est adaptée au régime, y compris en période de sèche pour la compétition. On y ajoutera simplement des légumes ou une salade.

→ **ENDURANCE**
On se contentera d'une cuisse accompagnée de féculents et de végétaux

**Mélanger le yaourt, les épices tandoori, l'ail, le gingembre, une pincée de sel, de poivre et le jus d'un citron. Enlever la peau du poulet puis enduire la viande avec la marinade. Filmer la préparation et laisser reposer une nuit au frais.**

**Le lendemain, déposer la viande sur un grill et cuire au four environ 30 minutes à 200 °C ou au barbecue.**

**Déguster avec un filet de jus de citron et un accompagnement au choix.**

### → L'AVIS DE JULIEN VENESSON

Les graisses contenues dans la peau des cuisses de poulet ne sont pas intéressantes pour la santé, on veillera donc à enlever la peau sauf dans le cadre d'un régime cétogène. Cette recette simple et goûteuse peut varier à l'infini en utilisant d'autres mélanges d'épices. Ici, l'ail est intéressant pour la santé intestinale et le gingembre stimule la digestion. De plus ces deux épices ont également des propriétés anti-inflammatoires intéressantes. En y ajoutant du curcuma vous obtenez une bombe antioxydante, capable de lutter contre le cancer selon certains chercheurs.

# PIZZA IG BAS

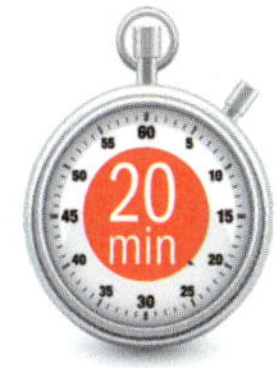


**405** CAL/PERS

**29 g** de protéines dont 9 g animales
**54 g** de glucides
**8 g** de lipides

## POUR 1 PERSONNE

### INGRÉDIENTS

- 100 g de farine de pois chiches
- 200 mL d'eau
- 1 pincée de sel
- 1 pincée d'herbes de Provence
- 2 c. à s. de sauce ou coulis de tomates
- 1 tranche de jambon blanc dégraissé
- Légumes variés coupés finement (aubergine, poivron, artichaut, courgette, etc.)
- 1 jaune d'œuf biologique (facultatif)

### OBJECTIFS

**→ PRISE DE MASSE**
Ajouter 2 tranches de jambon.

**→ RÉGIME**
Cette recette est peu adaptée au régime.

**→ ENDURANCE**
Cette recette est adaptée à l'endurance.

**Préparation de la pâte à pizza : passer la farine de pois chiches, l'eau, le sel et les herbes dans un mixeur. Placer la préparation dans un plat rond allant au four et cuire pendant 15 minutes à chaleur tournante.**

**Une fois cuite, retirer la pâte du four et ajouter une cuillère à soupe de sauce tomate, les légumes, le jambon et le jaune d'œuf. Pour les gourmands : rajouter un peu de gruyère râpé allégé.**

**Remettre à cuire 5 minutes au four sur position grill.**

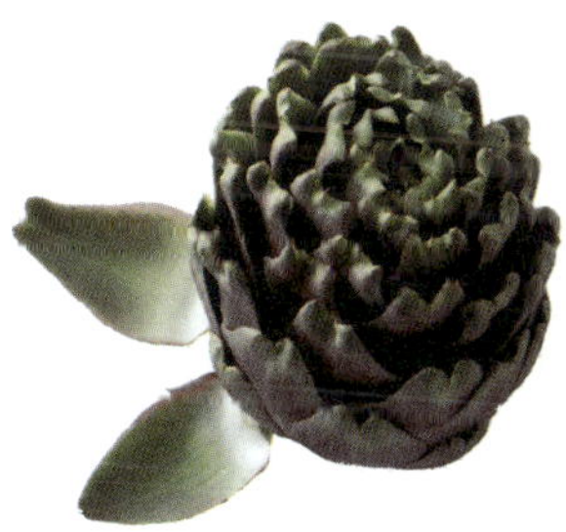

### → L'AVIS DE JULIEN VENESSON

Faire une pâte à pizza avec de la farine de pois chiches, façon socca, seul Christophe pouvait y penser ! Et le résultat est là : riches en fibres, en glucides de qualité et fortement antioxydants, les pois chiches sont aussi très riches en vitamine B9, une vitamine nécessaire au système nerveux et dont on manque souvent. On peut remplacer le jambon par du poisson pour une pizza encore plus diététique.

# SALADE HERCULE

**760**
CAL/PERS

**50 g** de protéines dont 42 g animales
**27 g** de glucides
**50 g** de lipides

20 min

## POUR 1 PERSONNE

### INGRÉDIENTS

- 2 œufs entiers biologiques
- 40 g de farine de pois chiches
- 1 c. à c. de cumin
- 200 g de jambon
- 100 g de gruyère
- 1 avocat
- 1 pamplemousse
- Légumes au choix (champignons, carottes, etc.)
- Vinaigre balsamique
- 2 c. à s. d'huile de colza biologique (15 g)
- Sel, poivre du moulin

### OBJECTIFS

→ **PRISE DE MASSE**
Cette recette est adaptée à la prise de masse.
→ **RÉGIME**
Cette recette n'est pas adaptée au régime.
→ **ENDURANCE**
Cette recette est peu adaptée à l'endurance.

Préchauffer le four à 200 °C. Préparer la pâte à crêpe en mélangeant la farine, les œufs, le cumin et un petit verre d'eau, saler et poivrer. Faire 2 crêpes dans une poêle antiadhésive.

Déposer une crêpe sur un récipient en verre ou en pyrex rond pour lui donner une forme creuse. Cuire au four à chaleur tournante environ 10 minutes à 180 °C pour assécher la crêpe et la rendre croustillante. Surveiller la cuisson pour éviter qu'elle ne brûle.

Couper les légumes en petit morceaux, couper l'avocat en dés, faire un suprême avec le pamplemousse et disposer dans la crêpe. Assaisonner avec 1 c. à s. d'huile de colza et de vinaigre balsamique, saler et poivrer.

## → L'AVIS DE JULIEN VENESSON

Avec 50 g de lipides par portion, la salade d'Hercule demande avant tout un estomac d'Hercule ! À déconseiller aux systèmes digestifs fragiles et à réserver à la prise de masse pour les gros gabarits. On peut néanmoins alléger la recette en utilisant du fromage allégé en matières grasses. Cela peut représenter aussi un « écart » calorique le week-end.

Pour les gourmets, Philippe Venesson propose d'associer cette salade à un Bordeaux blanc sec version bio, frais et désaltérant (château Moulin de Romage).

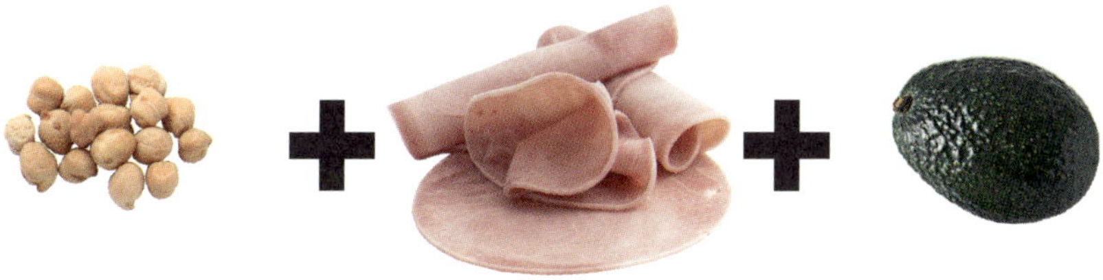

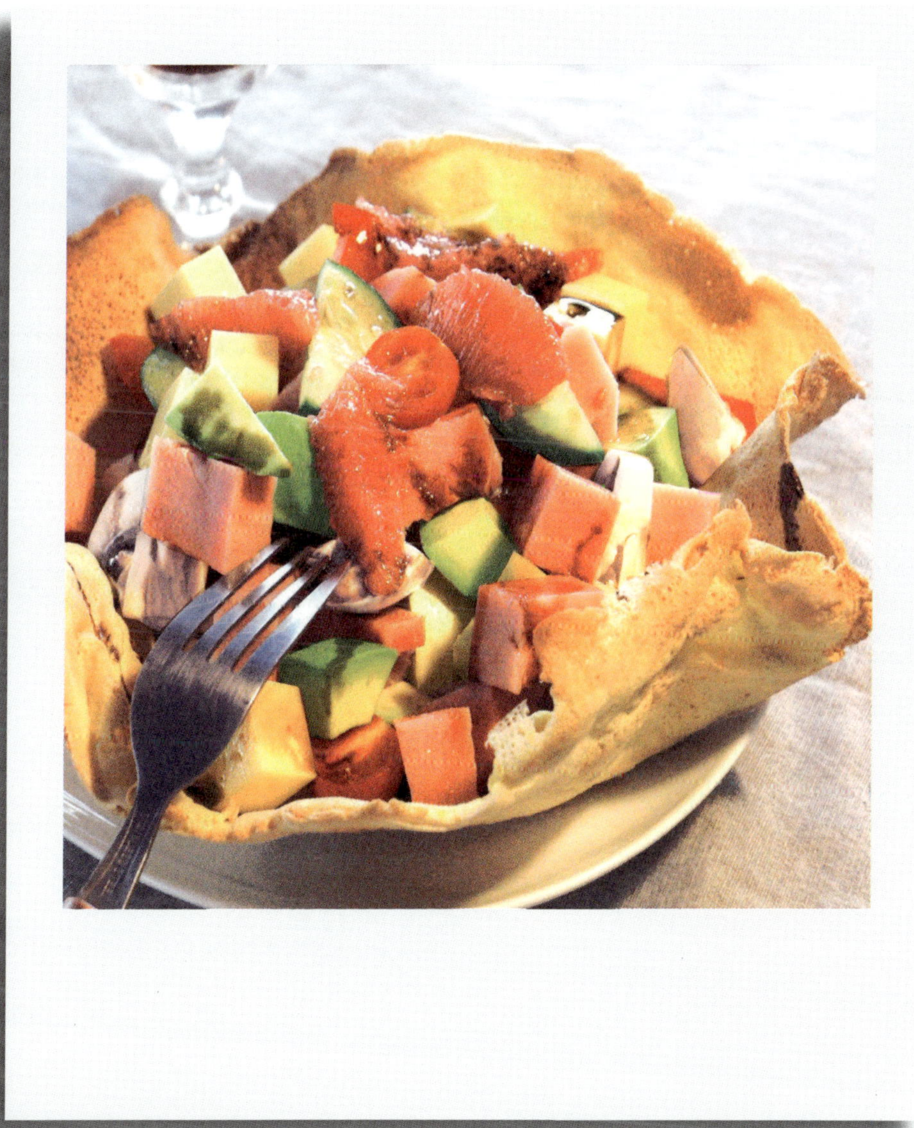

# SALADE DE THON

**325** CAL/PERS

**32 g** de protéines dont 31 g animales
**15 g** de glucides
**13 g** de lipides

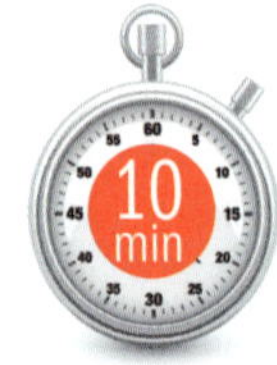


## POUR 1 PERSONNE

### INGRÉDIENTS

- 1 boîte de thon à l'huile d'olive vierge (120 g)
- 1 tomate
- 1 concombre
- 1 champignon de Paris
- 1 poireau cuit
- ¼ d'oignon rouge
- 1 c. à s. de levure de bière maltée biologique
- 3 à 4 c. à s. de vinaigre balsamique

### OBJECTIFS

→ **PRISE DE MASSE**
Ajouter 100 g (poids cru) de riz basmati dans la salade.

→ **RÉGIME**
Cette recette est adaptée au régime.

→ **ENDURANCE**
Ajouter des féculents selon votre objectif calorique (riz, pommes de terre, etc.).

**Couper la tomate, le concombre, le champignon de Paris, le poireau cuit et l'oignon rouge en petits morceaux. Mettre dans un saladier.**

**Ajouter le thon avec son huile, le vinaigre, la levure de bière et poivrer.**

**Servir frais.**

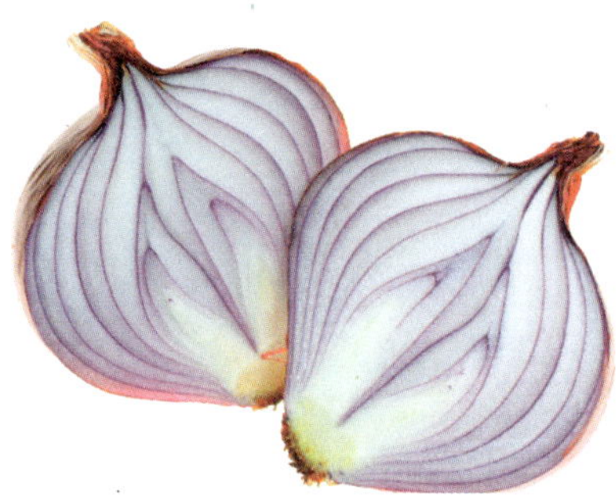

### → L'AVIS DE JULIEN VENESSON

La levure de bière est très riche en vitamines B (excepté en vitamine B12 si le produit n'est pas enrichi). C'est également une bonne source de fer, de sélénium et de protéines. Elle est donc souvent utilisée comme complément alimentaire en cas de fatigue, problèmes de peau, d'ongles ou de cheveux. De son côté le vinaigre est une source d'acide acétique. Ce dernier est capable d'améliorer la sensibilité à l'insuline de la même manière que certains médicaments utilisés pour lutter contre le diabète (metformine). C'est donc un bon moyen de préserver sa ligne.

# GALETTES LENTILLES-QUINOA

**294** CAL/PERS

**16,5 g** de protéines dont 8,5 g animales
**25 g** de glucides
**14,5 g** de lipides

45 min

## POUR 4 PERSONNES

### INGRÉDIENTS

- 150 g de quinoa
- 30 g de lentilles environ
- 4 petites carottes râpées
- 50 g d'amandes hachées
- 5 œufs entiers biologiques
- 1 c. à s. de curry
- 1 bonne pincée de persil ou de coriandre haché
- Sel

### OBJECTIFS

→ **PRISE DE MASSE**
Rajouter 3 œufs (pour 4 personnes).

→ **RÉGIME**
Cette recette est peu adaptée au régime.

→ **ENDURANCE**
Cette recette est adaptée à l'endurance.

Faire cuire au préalable les lentilles et le quinoa. Faire revenir les amandes dans un poêle chaude, ajouter le quinoa, les lentilles, les carottes râpées, le persil, le curry et le sel.

Battre les œufs en omelette, verser dessus et cuire l'ensemble. Avec une cuillère à soupe, former des galettes et les cuire 2-3 minutes de chaque côté dans une poêle antiadhésive avec un filet d'huile d'olive.

Servir chaud avec une salade verte.

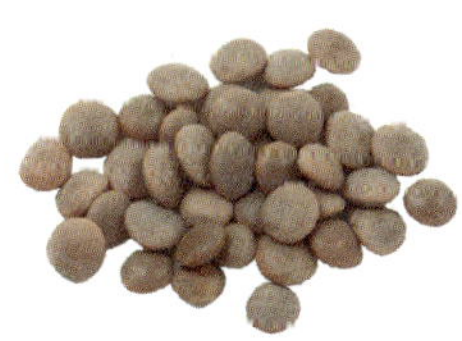

### → L'AVIS DE JULIEN VENESSON

Une recette sans gluten et riche en glucides à index glycémique bas, indispensables pour maintenir de bonnes performances physiques au fil des heures.

Le quinoa est une plante qui contient tous les acides aminés nécessaires à l'organisme, autrement dit cette recette est idéale pour les végétariens qui s'autorisent les œufs.

# TARTE AU THON

**309**
CAL/PERS

**27,5 g** de protéines dont 22,5 g animales
**32 g** de glucides
**8 g** de lipides

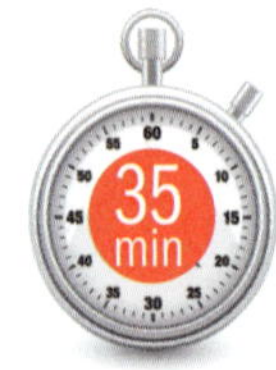


## POUR 4 PERSONNES

### INGRÉDIENTS

- 150 g de farine complète de petit épeautre
- 350 g de fromage blanc à 0 % de matières grasses
- 3 œufs entiers biologiques
- 140 g de thon au naturel
- 30 g de parmesan
- 1 grosse tomate
- 1 c. à s. de moutarde
- Sel, poivre du moulin

### OBJECTIFS

→ **PRISE DE MASSE**
Cette recette est compatible avec une prise de masse.

→ **RÉGIME**
Cette recette est peu adaptée au régime.

→ **ENDURANCE**
Cette recette est peu adaptée à l'endurance.

**Préchauffer le four à 200 °C. Mélanger la farine, 1 œuf et 50 g de fromage blanc à 0 % jusqu'à former une boule puis l'étaler avec un rouleau pour la mettre dans un plat à tarte en silicone. Enfourner 5 minutes au four à chaleur tournante.**

**Pendant ce temps fouetter dans un bol les 2 œufs entiers et le reste du fromage blanc, saler, poivrer et réserver. Sortir la tarte du four et napper le fond avec une cuillère à soupe de moutarde.**

**Ajouter le thon égoutté et émietté par dessus puis verser l'appareil. Ajouter enfin la tomate coupée en rondelles et saupoudrer de parmesan râpé. Remettre au four 20 minutes à 180 °C en chaleur tournante.**

**Se déguste chaud ou froid avec une salade de mâche par exemple.**

### → L'AVIS DE JULIEN VENESSON

Une recette calorique, riche en protéines. Une moitié de tarte pourra être consommée en prise de muscles juste après l'entraînement. L'apport de protéines, de cholestérol et de céréales soutiendra le système hormonal pour commencer la récupération. Cette recette pauvre en végétaux mérite d'être accompagnée d'une bonne portion de légumes. Pour compenser le côté un peu bourratif de la chair du thon, un sauvignon de la Loire, frais et citronné serait bienvenu selon Philippe Venesson. Essayez donc le « Petit Bourgeois », qui doit ce nom à la maison Henri Bourgeois fort connue à Sancerre et Pouilly-sur-Loire.

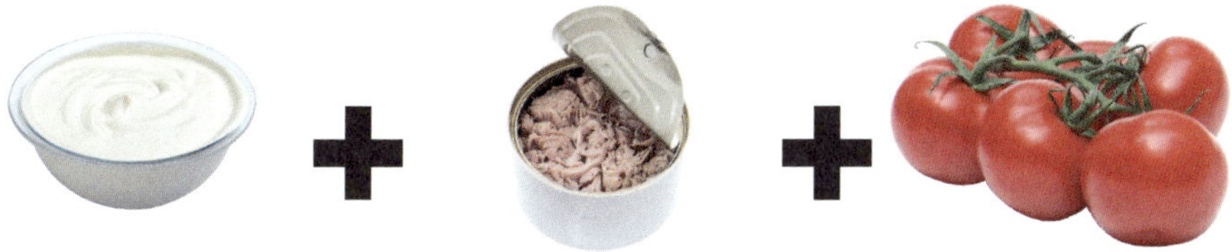

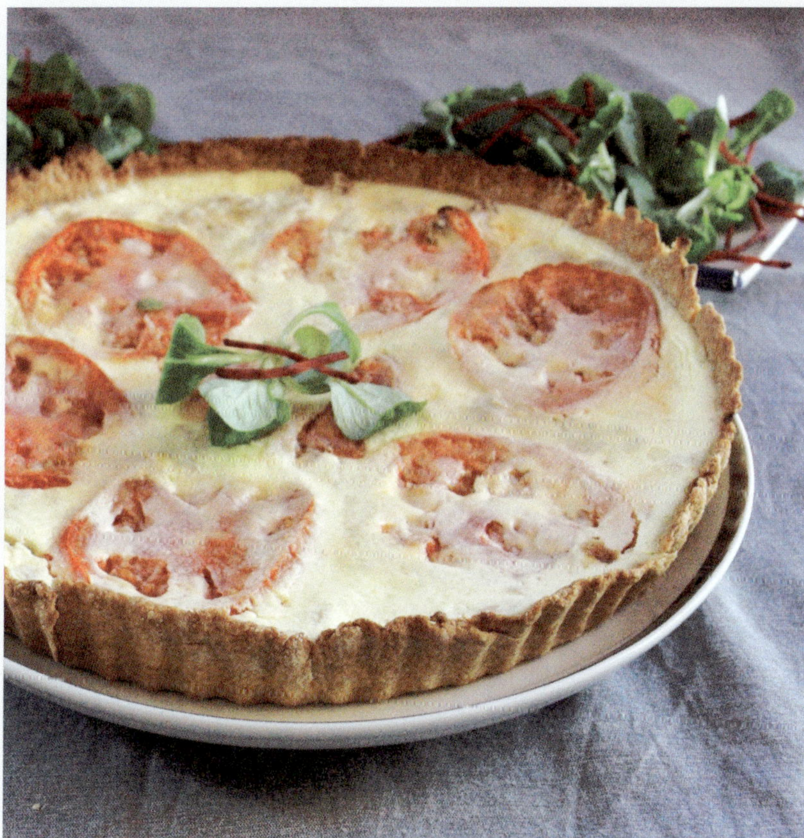

# LES RECETTES D'ACCOMPAGNEMENTS

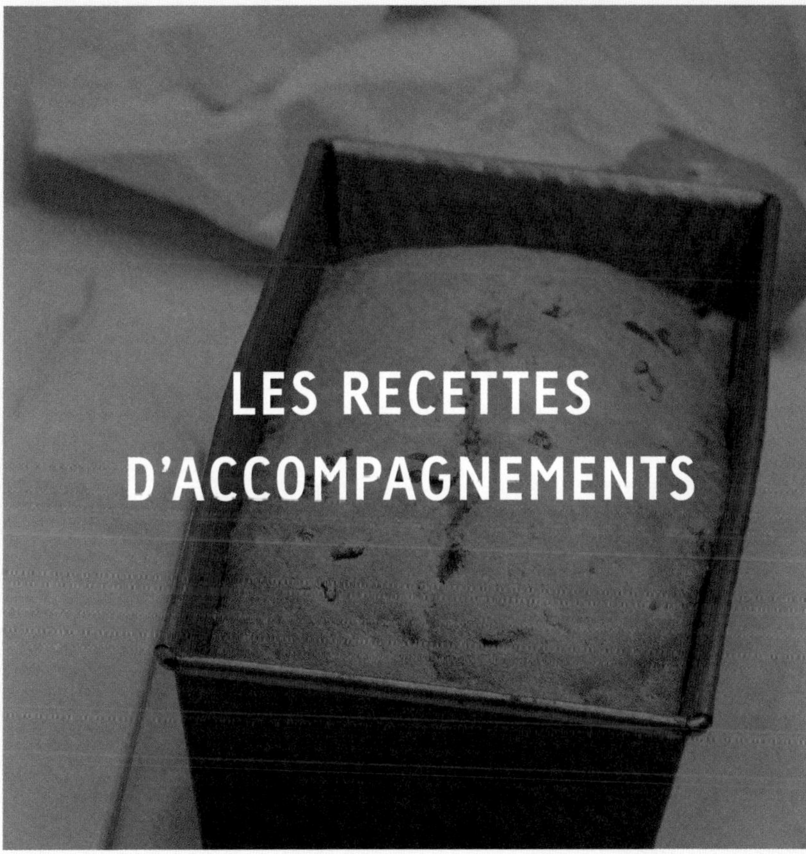

# BROCHETTES DE LÉGUMES

65 CAL / PERS

**5,5 g** de protéines dont 3,5 g animales
**8,5 g** de glucides
**1 g** de lipides

20 min

## POUR 4 PERSONNES

### INGRÉDIENTS

- 150 g de tomates cerise
- 2 petites courgettes
- 1 poivron rouge
- 1 poivron jaune
- 8 petits champignons de Paris
- 200 g de fromage blanc à 0 % de matières grasses
- 2 c. à c. de curry
- 1 c. à s. d'herbes de Provence
- 1 c. à c. de moutarde
- Sel, poivre du moulin

### OBJECTIFS

→ **PRISE DE MASSE**
Cette recette est peu adaptée à la prise de masse.

→ **RÉGIME**
Cette recette est adaptée au régime.

→ **ENDURANCE**
Cette recette est peu adaptée à l'endurance.

**Laver les légumes. Retirer les pieds des champignons et les garder entiers. Couper les courgettes en rondelles épaisses. Égrainer les poivrons puis les couper en petits morceaux.**

**À l'aide de pics, constituer 4 brochettes de légumes en alternant champignons, morceaux de poivrons, tomates cerise et rondelles de courgettes.**

**Dans un bol, préparer la sauce au curry : mélanger le fromage blanc, le sel, le poivre, la moutarde et le curry.**

**Placer les brochettes sur le grill du barbecue ou le grill électrique. Parsemer éventuellement d'herbes de Provence. Une fois grillées, les déguster avec la sauce au curry.**

### → L'AVIS DE JULIEN VENESSON

Cette recette accompagnera vos plats à base de viande. Le poivron est un légume aux vertus méconnues : il est environ trois fois plus riche en vitamine C que l'orange. Quant aux tomates elles sont riches en lycopène, un antioxydant dont la consommation a été associée dans plusieurs études à un moindre risque de cancer de la prostate ou de maladies cardiovasculaires.

# FRITES DE PATATES DOUCES

234 CAL / PERS

**3 g** de protéines dont 0 g animales
**50 g** de glucides
**2,5 g** de lipides

30 min

POUR 4 PERSONNES

**INGRÉDIENTS**

- 1 kg de patates douces
- Huile d'olive en vaporisateur
- Épices au choix (curry, gingembre, paprika )
- Sel et poivre du moulin

**OBJECTIFS**

→ **PRISE DE MASSE**
Cette recette doit être accompagnée d'une source de protéines.

→ **RÉGIME**
Cette recette n'est pas adaptée au régime.

→ **ENDURANCE**
Cette recette peut être utilisée pour l'endurance.

**Couper les patates douces en forme de frites et les étaler sur une plaque de cuisson, préalablement recouverte de papier cuisson.**

**Saupoudrer légèrement les épices sur les frites puis vaporiser de l'huile d'olive. Enfourner à chaleur tournante pendant 20 minutes à 200 °C.**

**Faire attention à ne pas brûler vos patates douces.**

**Déguster chaud.**

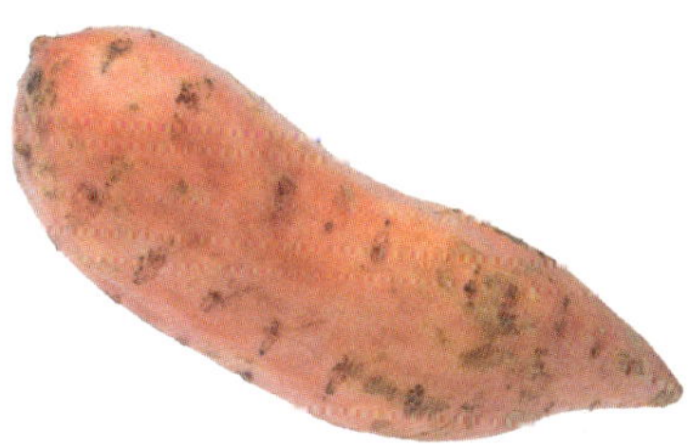

## → L'AVIS DE JULIEN VENESSON

Les frites de patate douce de Christophe sont beaucoup plus intéressantes nutritionnellement que les frites classiques de pomme de terre : elles contiennent beaucoup moins de lipides et sont riches en provitamine A. Attention, pour ne pas dégrader l'huile d'olive à la chaleur du four (ce qui la rend toxique) vous devez utiliser une huile d'olive vierge de première pression à froid de bonne qualité. Le repas suivant un entraînement de musculation pourra être par exemple une omelette accompagnée des frites de patate douce.

# CAKE SALÉ

**196** CAL/PERS

**14 g** de protéines dont 12,5 g animales
**9 g** de glucides
**11 g** de lipides

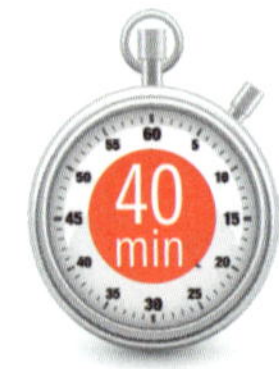


## POUR 4 PERSONNES

### INGRÉDIENTS

- 25 g de son de blé
- 25 g de son d'avoine
- 2 œufs entiers biologiques
- 1 yaourt nature
- ½ sachet de levure chimique
- 100 g de jambon cru
- 50 g de fromage de chèvre frais
- 10 olives noires

### OBJECTIFS

→ **PRISE DE MASSE**
Cette recette est peu adaptée à la prise de masse.

→ **RÉGIME**
Cette recette est adaptée au régime.

→ **ENDURANCE**
Cette recette est peu adaptée à l'endurance.

**Préchauffer le four à 200 °C. Mettre tous les ingrédients dans un mixeur, excepté le jambon et les olives.**

**Une fois l'appareil bien homogène, verser la moitié dans un moule à cake en silicone (de préférence, ou dans un moule à cake beurré) puis ajouter le jambon coupé en petits morceaux et les olives.**

**Verser la deuxième partie par dessus et enfourner 30 minutes à 180 °C en chaleur tournante.**

### → L'AVIS DE JULIEN VENESSON

Le cake hyperprotéiné et hypoglucidique est bien adapté dans le cadre d'une perte de poids ou même d'un régime hyperprotéiné comme le régime Dukan. Sur un plan santé plus général, l'intérêt du cake est assez limité.

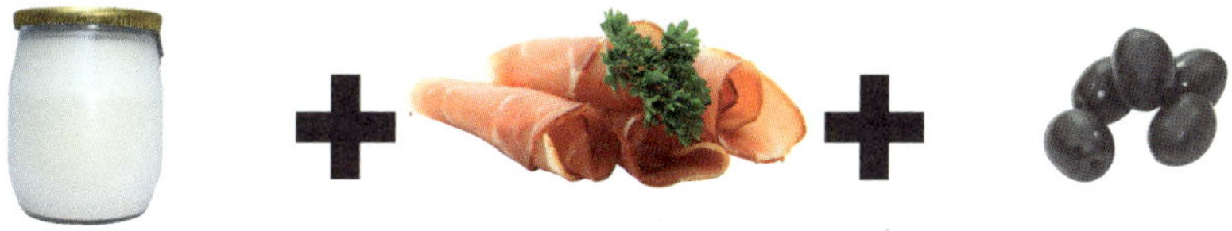

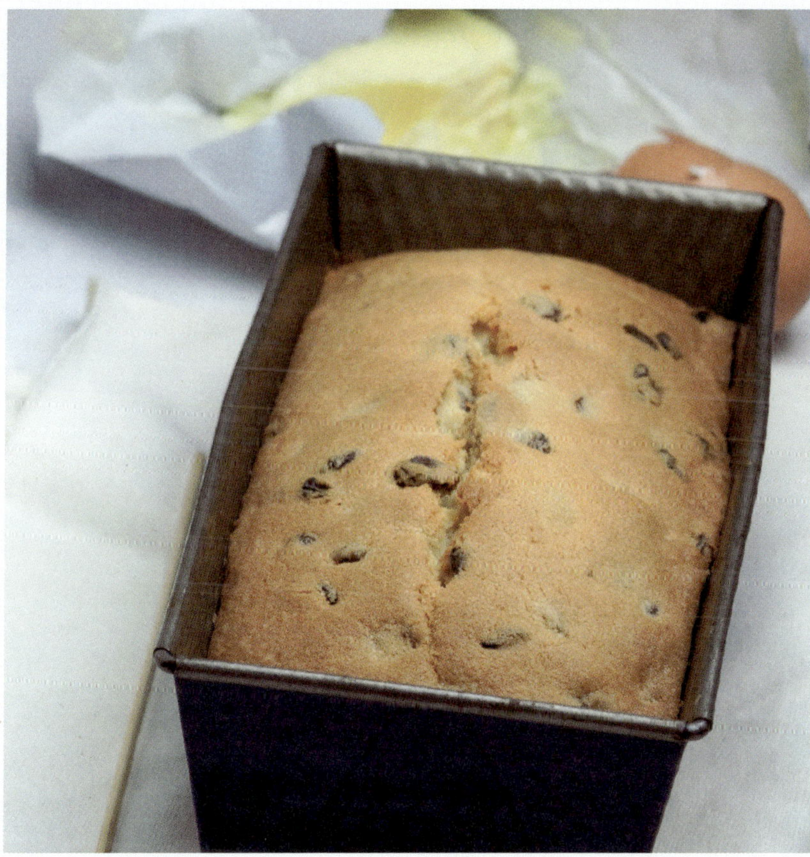

# POIVRONS À LA MAROCAINE

150 CAL/PERS

**2,5 g** de protéines dont 0 g animales
**12,5 g** de glucides
**10 g** de lipides

20 min

## POUR 2 PERSONNES

### INGRÉDIENTS

- 2 poivrons rouges
- 1 poivron vert
- 1 oignon rouge
- 1 gousse d'ail
- 1 c. à c. de coriandre
- 1 c. à c. de cumin
- ½ c. à c. de gingembre moulu
- 1 poignée de coriandre
- ½ cube de bouillon
- Huile d'olive

### OBJECTIFS

**→ PRISE DE MASSE**
Cette recette doit être accompagnée d'une source de protéines.

**→ RÉGIME**
Cette recette est adaptée au régime.

**→ ENDURANCE**
Cette recette est un accompagnement.

Couper les poivrons en deux et ôter l'intérieur avant de les couper en julienne. Dans une sauteuse faire revenir les poivrons, ajouter l'oignon coupé en rondelles, l'ail émincé, les épices, le ½ cube de bouillon et la coriandre hachée.

Cuire l'ensemble avec un peu d'eau et en remuant pour éviter que cela attache.

En fin de cuisson, ajouter un filet d'huile d'olive. Se déguste chaud ou froid.

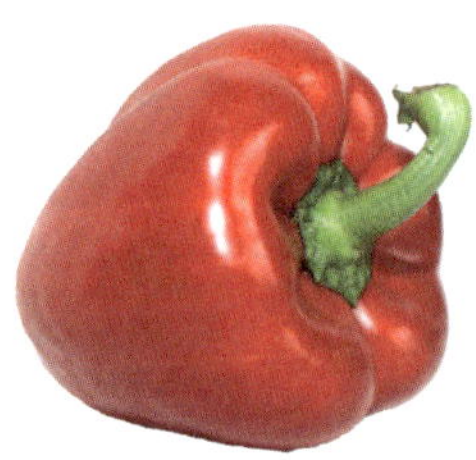

### → L'AVIS DE JULIEN VENESSON

Les vertus nutritionnelles du poivron sont peu connues mais il contient environ 125 mg de vitamine C aux 100 g soit plus du double d'une orange. Le mélange d'épices confère à la recette un pouvoir antioxydant très élevé. Ces poivrons se marieront bien avec un poisson cuit au four par exemple.

# TAGLIATELLES DE COURGETTES

**207** CAL / PERS

**9 g** de protéines dont 7 g animales
**9 g** de glucides
**15 g** de lipides

5 min

## POUR 1 PERSONNE

### INGRÉDIENTS

- 1 courgette longue
- 20 g de parmesan
- 10 mL d'huile d'olive
- Jus de citron
- Sel et poivre

### OBJECTIFS

→ **PRISE DE MASSE**
Cette recette doit être accompagnée d'une source de protéines.

→ **RÉGIME**
Cette recette est adaptée au régime.

→ **ENDURANCE**
Cette recette peut être utilisée pour l'endurance en ajoutant des céréales.

■ À l'aide d'un épluche-légumes, faire de grandes lamelles de courgette dans le sens de la longueur (garder la peau si la courgette est bio).

■ Dans une assiette, assaisonner ces tagliatelles de courgette crues avec le jus du citron, l'huile d'olive et saupoudrer de parmesan.

■ Saler et poivrer à votre goût.

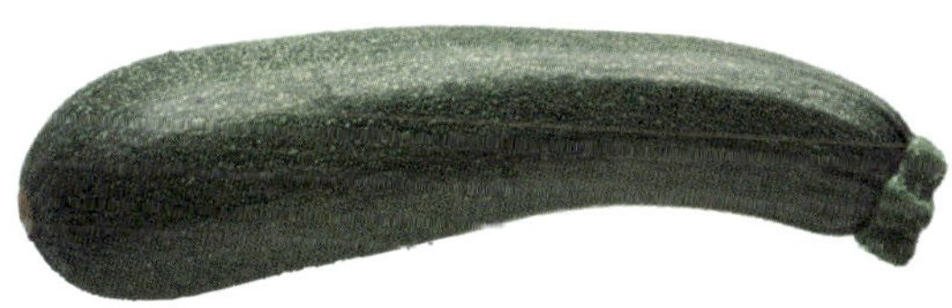

### → L'AVIS DE JULIEN VENESSON

Cette recette peut accompagner une viande blanche au régime par exemple ou du saumon avec du riz en prise de masse. La courgette est riche en fibres solubles ce qui la rend très digeste même pour les intestins les plus sensibles.

# SOUFFLÉ À LA PATATE DOUCE

609
CAL/PERS

**26 g** de protéines dont 19 g animales
**102,5 g** de glucides
**10 g** de lipides

35 min

## POUR 1 PERSONNE

### INGRÉDIENTS

- 2 petites patates douces (400 g)
- 1 petit suisse à 0 % ou 60 g de fromage blanc à 0 %
- 2 œufs entiers biologiques
- ½ c. à c. de curcuma
- ½ c. à c. de cannelle
- Sel, poivre du moulin

### OBJECTIFS

→ **PRISE DE MASSE**
Cette recette est adaptée à la prise de masse.

→ **RÉGIME**
N'utiliser qu'une seule patate douce.

→ **ENDURANCE**
Cette recette peut être utilisée pour l'endurance.

Cuire les patates douces à la vapeur ou enroulées dans du papier absorbant au four à micro-ondes pendant environ 3 minutes. Réduire en purée avec une fourchette.

Incorporer le petit suisse, les jaunes d'œufs, les épices, le sel et le poivre. Monter les blancs en neige et les incorporer délicatement à la purée.

Remplir des ramequins au trois quarts et cuire au four en position basse à 200 °C pendant 20 minutes.

### → L'AVIS DE JULIEN VENESSON

La patate douce est peu consommée en France. Pourtant c'est un des végétaux les plus riches en provitamine A, loin devant la carotte. La vitamine A est essentielle à la croissance cellulaire : sans elle, pas de muscles ! Ce tubercule est aussi riche en fibres et en glucides à index glycémique bas, ce qui est idéal pour refaire ses réserves après le sport. À essayer également : la purée de patates douces au lait de coco ! Côté boisson, Philippe Venesson conseille un thé vert Long Jin de Chine.

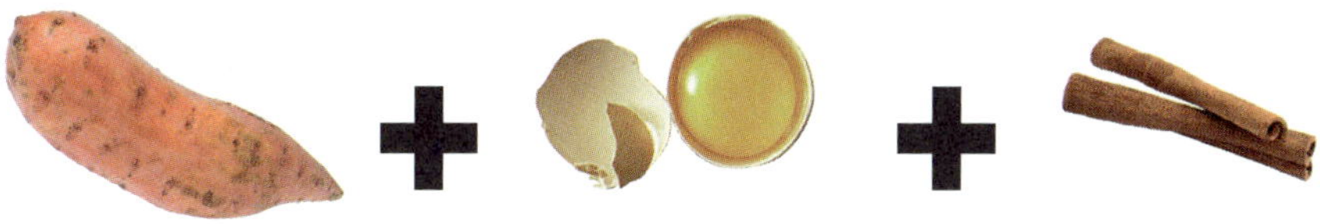

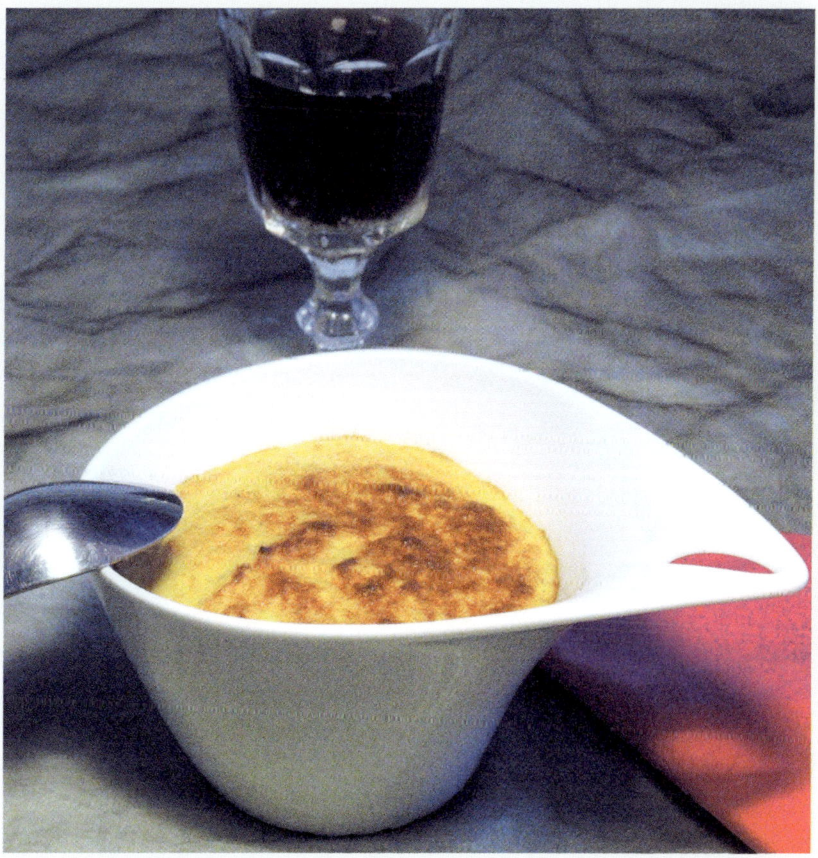

# TOMATES À LA PROVENÇALE

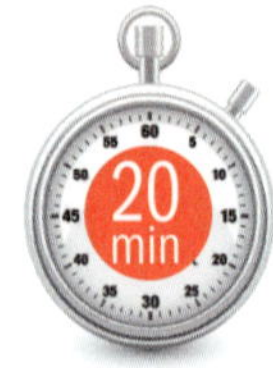


277
CAL / PERS

**2,5 g** de protéines dont 0 g animales
**59 g** de glucides
**2,5 g** de lipides

## POUR 2 PERSONNES

### INGRÉDIENTS

- 2 grosses tomates
- 2 petites patates douces (400 g)
- Ail, persil
- 2 cracottes au sarrasin (pain des fleurs)

### OBJECTIFS

→ **PRISE DE MASSE**
Cette recette doit être accompagnée d'une source de protéines.

→ **RÉGIME**
Cette recette est adaptée au régime.

→ **ENDURANCE**
Cette recette est adaptée à l'endurance.

**Préchauffer votre four à 200 °C. Couper vos tomates en deux et trancher les patates en rondelles de petite taille.**

**Disposer les tomates sur une plaque recouverte de papier sulfurisé. Saupoudrer d'ail et de persil haché et mettre un filet d'huile d'olive avant d'émietter les cracottes sur l'ensemble.**

**Disposer les rondelles de patate douce à côté des tomates et saupoudrer d'épices. Cuire l'ensemble au four à chaleur tournante pendant environ 15 minutes à 200 °C.**

**Saler et poivrer après la cuisson.**

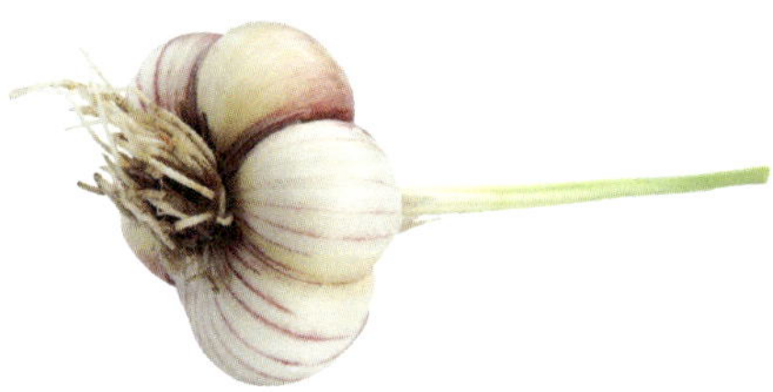

### → L'AVIS DE JULIEN VENESSON

Cette recette est un accompagnement qui apporte presqu'uniquement des glucides mais tous d'excellente qualité. La patate douce comme la tomate sont riches en caroténoïdes ce qui rend cette recette particulièrement intéressante pour faciliter le bronzage et garder une belle peau. Pour la performance, les glucides à index glycémique bas de la patate douce sont un plus.

# FLAN DE COURGETTES

**267**
CAL / PERS

**11,5 g** de protéines dont 9 g animales
**18 g** de glucides
**16,5 g** de lipides

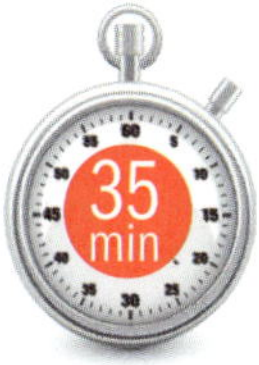


## POUR 2 PERSONNES

### INGRÉDIENTS

- 2 courgettes moyennes
- 1 oignon
- 2 œufs entiers biologiques
- 1 c. à s. de farine au choix
- 15 cL de crème fraîche allégée
- Basilic

### OBJECTIFS

→ **PRISE DE MASSE**
Cette recette est est adaptée à la prise de masse.

→ **RÉGIME**
Cette recette est adaptée au régime.

→ **ENDURANCE**
Cette recette est adaptée à l'endurance.

**Laver, éplucher et couper les courgettes en petits morceaux. Les passer au mixeur avec les oignons.**

**Faire revenir la préparation à la poêle dans de l'huile d'olive. Saler et poivrer.**

**Verser l'ensemble dans un saladier et ajouter la farine, les œufs, la crème et les herbes. Bien mélanger et verser dans des petits moules à tarte ou à muffin préalablement huilés.**

**Cuire 25 minutes à 180 °C au four à chaleur tournante.**

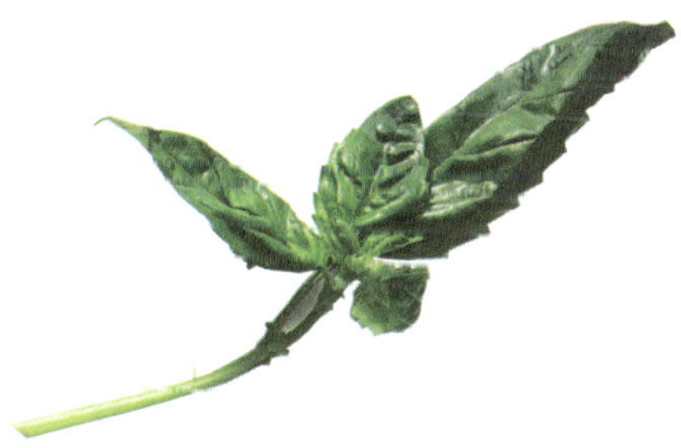

### → L'AVIS DE JULIEN VENESSON

Cette recette est plus une entrée qu'un véritable plat. On pourra partager ce flan à 2, 3 ou 4 personnes. Le conseil vin de Philippe Venesson : optez pour un vin d'Alsace. Un Sylvaner vieilles vignes ou, plus floral et élégant, un Gewurztraminer de la famille Dirler.

# TABOULÉ DE CHOU-FLEUR

140 CAL/PERS

**2 g** de protéines dont 0 g animales
**10 g** de glucides
**10 g** de lipides

10 min

POUR 4 PERSONNES

## INGRÉDIENTS

- 1 petit chou-fleur
- 2 tomates
- ½ concombre
- 2 oignons à tige (cébettes)
- 1 jus de citron
- 4 c. à s. d'huile d'olive ou de colza
- Menthe fraîche
- 1 c. à c. de cumin
- Sel, poivre

## OBJECTIFS

→ **PRISE DE MASSE**
Cette recette est adaptée à la prise de masse.
→ **RÉGIME**
Cette recette est adaptée au régime.
→ **ENDURANCE**
Cette recette est adaptée à l'endurance.

Laver le chou-fleur et ne garder que les fleurs. Passer au mixeur quelques secondes afin d'obtenir une fine semoule.

Hacher les oignons, couper la menthe et les ajouter à la semoule de chou-fleur. Ajouter le concombre et les tomates coupés en dés.

Citronner votre préparation selon votre goût, ajouter l'huile et rectifier l'assaisonnement.

Mettre au réfrigérateur pendant au moins 2 heures avant de servir.

## → L'AVIS DE JULIEN VENESSON

Riche en minéraux et en antioxydants ce taboulé s'utilisera surtout dans les mêmes circonstances que l'houmous de Christophe, par exemple en apéritif ou en entrée lorsque vous recevez des amis. La présence d'huile avec les tomates va permettre d'augmenter l'absorption dans l'organisme du lycopène, un antioxydant environ 100 fois plus puissant que la vitamine E. Certaines études lui attribuent des propriétés anti-cancer mais ce qui est certain c'est qu'un régime riche en tomates avant l'été permettra d'attraper moins de coups de soleil et de bronzer plus rapidement. Bien entendu cette recette est compatible avec les régimes sans gluten.

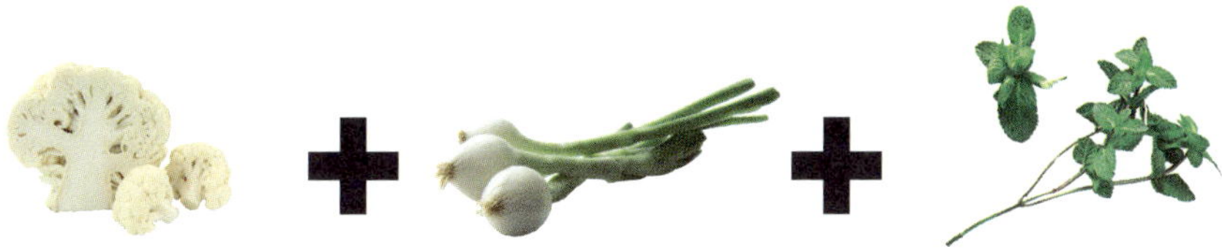

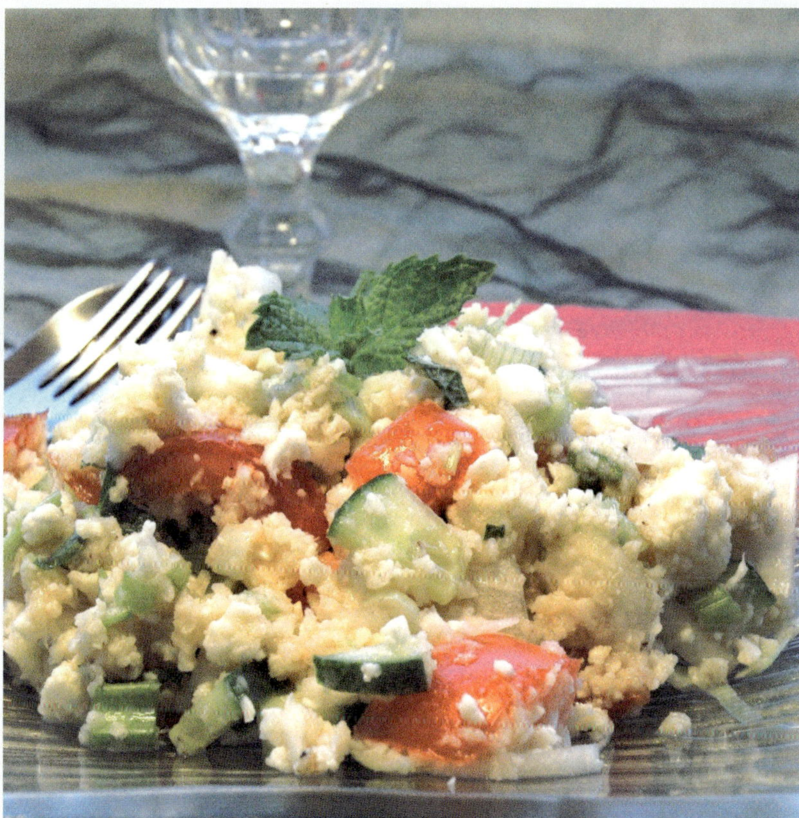

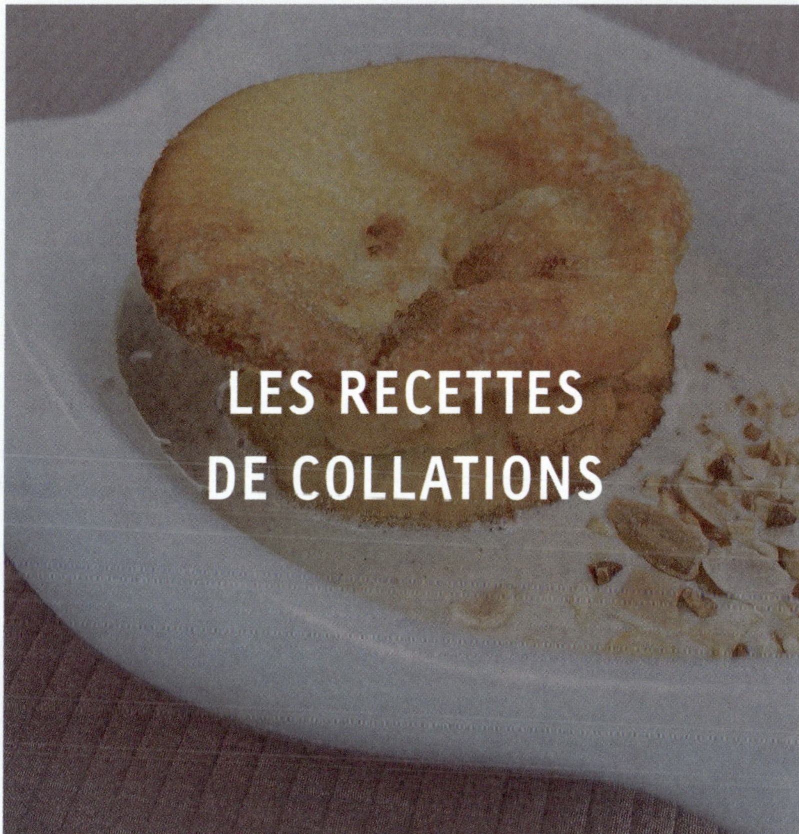

# LES RECETTES DE COLLATIONS

# CHEESECAKE À LA RHUBARBE

350 CAL/PERS

42 g de protéines dont 41 g animales
12 g de glucides
12 g de lipides

40 min

## POUR 2 PERSONNES

### INGRÉDIENTS

- 500 g de rhubarbe surgelée
- 150 g de framboises surgelées
- 20 g de noix de coco râpée
- 2 œufs entiers biologiques
- 15 blancs d'œufs ou 70 g de protéines de blanc d'œuf en poudre
- 250 mL de lait écrémé
- 250 mL d'eau
- 1 pointe de couteau de sucralose

### OBJECTIFS

→ **PRISE DE MASSE**
Cette recette doit être accompagnée d'une source de glucides.

→ **RÉGIME**
Cette recette est adaptée au régime.

→ **ENDURANCE**
Cette recette est peu adaptée à l'endurance.

Faire cuire la rhubarbe pendant 10 minutes environ au four à micro-ondes. Mixer ensemble les œufs entiers, les blancs d'œufs, le lait, la noix de coco, l'édulcorant.

Si le blanc d'œuf est en poudre, ajouter également les 250 mL d'eau. Enfin, rajouter la rhubarbe cuite avec son jus et mélanger.

Mettre la préparation dans un plat allant au four et incorporer les framboises. Cuire au four au bain-marie pendant 30 minutes à 180 °C environ.

Vérifier la cuisson à l'aide de la pointe d'un couteau.

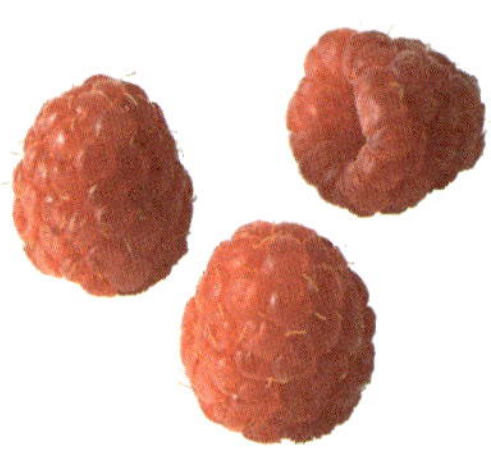

### → L'AVIS DE JULIEN VENESSON

La rhubarbe appartient à la famille des Polygonacées, celle du sarrasin. Elle est riche en vitamine C, en minéraux et en fibres. Une consommation excessive peut être laxative. La saveur particulière de cette plante est liée à la présence d'acides organiques comme l'acide malique ou citrique qui sont tous les deux basifiants pour l'organisme et régulent donc notre équilibre acido-basique. Les framboises quant à elles ont un pouvoir antioxydant élevé et pourraient avoir un effet anticancer selon des études préliminaires en laboratoire.

# PAIN PERDU DE LA FORCE

**684**
CAL/PERS

**44 g** de protéines dont 24 g animales
**103 g** de glucides
**11 g** de lipides

POUR 1 PERSONNE

**INGRÉDIENTS**

- 2 œufs entiers biologiques
- 4 tranches de pain Essène (200 g) ou de pain de seigle
- 2 verres de lait écrémé ou végétal
- 1 pointe de couteau de sucralose

**OBJECTIFS**

→ **PRISE DE MASSE**
Cette recette est particulièrement adaptée à la prise de masse.
→ **RÉGIME**
Cette recette n'est pas adaptée au régime.
→ **ENDURANCE**
Cette recette est adaptéee à l'endurance.

**Battre les œufs avec le lait et l'édulcorant dans un saladier. Faire tremper les tranches de pain dans ce mélange (plus le pain trempe et plus il sera moelleux).**

**Faire cuire à la poêle 2 minutes de chaque côté avec un filet d'huile d'olive.**

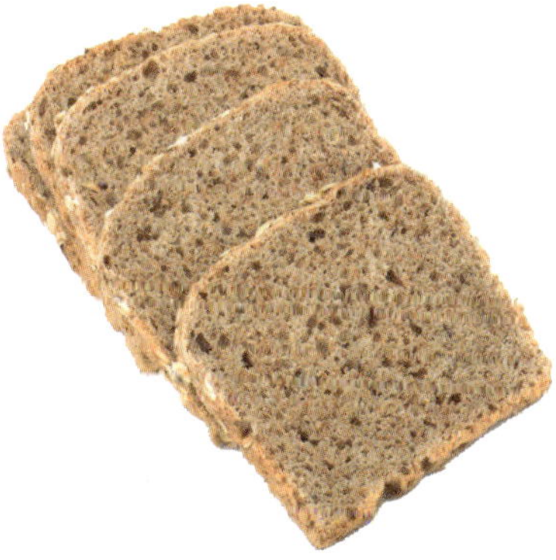

## → L'AVIS DE JULIEN VENESSON

Facile et rapide cette recette est un bon goûter pour la prise de masse musculaire. Malheureusement le trempage empêche l'utilisation d'un pain sans gluten qui deviendrait trop fragile pour supporter la cuisson.

# YABON ULTRA-RAPIDE

180
CAL/PERS

**19,5 g** de protéines dont 19 g animales
**17 g** de glucides
**14,5 g** de lipides

10 min

## POUR 1 PERSONNE

### INGRÉDIENTS

- 10 g de cacao maigre
- 50 g de fromage blanc à 0 % de matières grasses
- 15 g de maïzena
- 2 œufs entiers biologiques
- 1 pincée de sel
- 1 pointe de couteau de sucralose

### OBJECTIFS

→ **PRISE DE MASSE**
Vous pouvez en manger deux après l'entraînement.
→ **RÉGIME**
Cette recette est adaptée au régime.
→ **ENDURANCE**
Cette recette est peu adaptée à l'endurance.

Séparer les blancs des jaunes d'œuf. Monter les blancs en neige ferme avec la pincée de sel. Mélanger le reste des ingrédients, puis incorporer les blancs. Mettre la préparation dans un moule à cake individuel en silicone. Faire cuire au four à micro-ondes pendant 3 minutes à puissance maximale. Démouler puis déguster.

Délicieux avec une petite sauce chocolat allégée.

### → L'AVIS DE JULIEN VENESSON

Simple et rapide. Après un entraînement de musculation cette collation permet d'apporter des protéines et du cholestérol, nécessaire à la réparation et à la croissance des fibres musculaires.

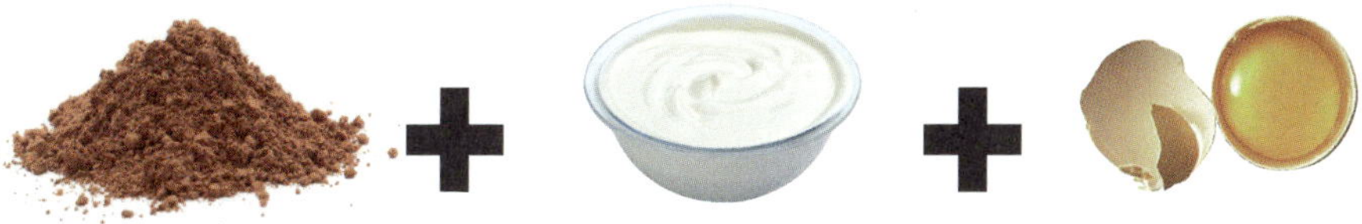

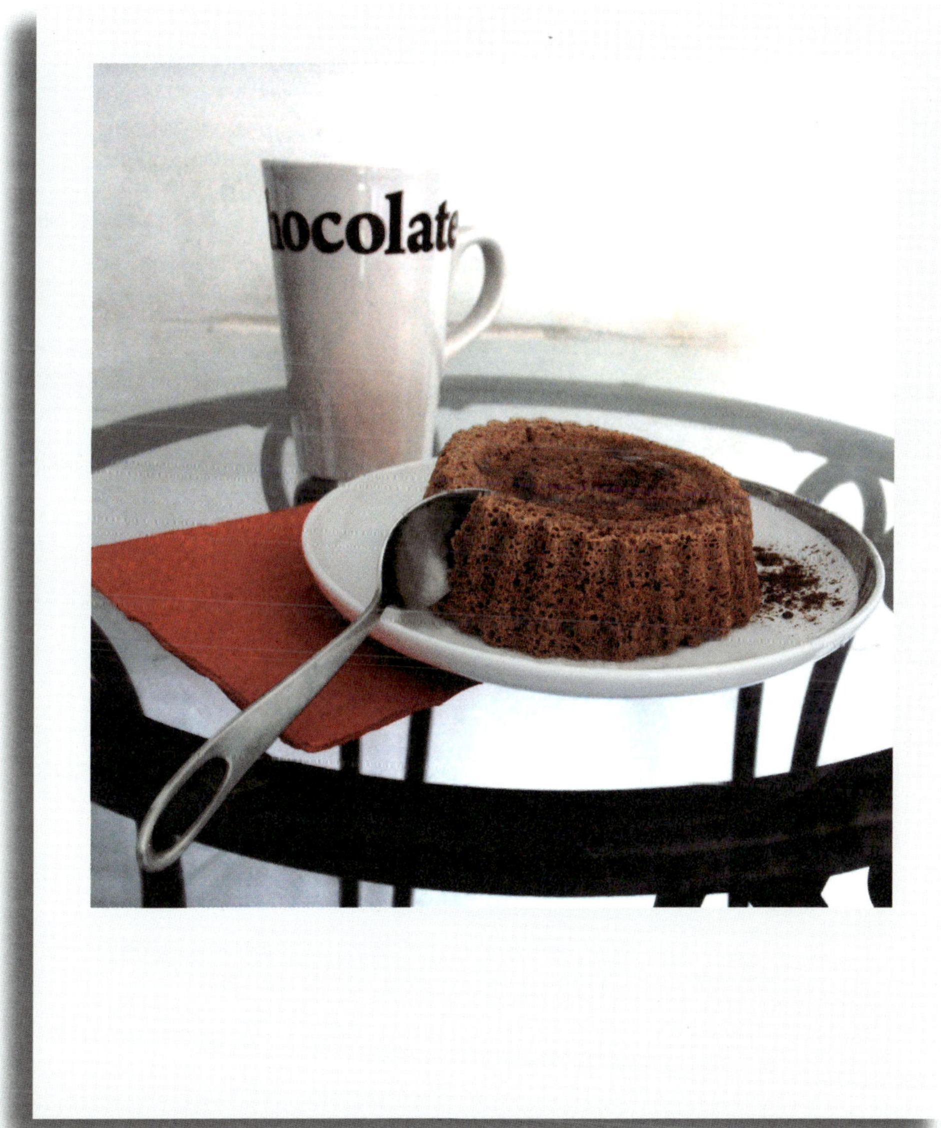

# ROCHERS COCO

335
CAL/PERS

**7 g** de protéines dont 6,5 g animales
**5,5 g** de glucides
**31,5 g** de lipides

25 min

## POUR 4 PERSONNES

### INGRÉDIENTS

- 200 g de noix de coco râpée
- 2 œufs entiers biologiques
- 4 blancs d'œufs biologiques
- 1 pointe de couteau de sucralose

### OBJECTIFS

→ **PRISE DE MASSE**
Cette recette peut se grignoter en prise de masse.

→ **RÉGIME**
Cette recette peut se grignoter au régime.

→ **ENDURANCE**
Cette recette peut se grignoter en endurance.

Préchauffer le four à 180 °C. Mélanger les 2 œufs entiers, l'édulcorant et la noix de coco. Monter les quatre blancs en neige bien ferme, puis les incorporer à la pâte de coco délicatement.

Façonner de petites boules à la main et les déposer sur une plaque recouverte de papier sulfurisé.

Cuire pendant 15 minutes et déguster les rochers une fois refroidis.

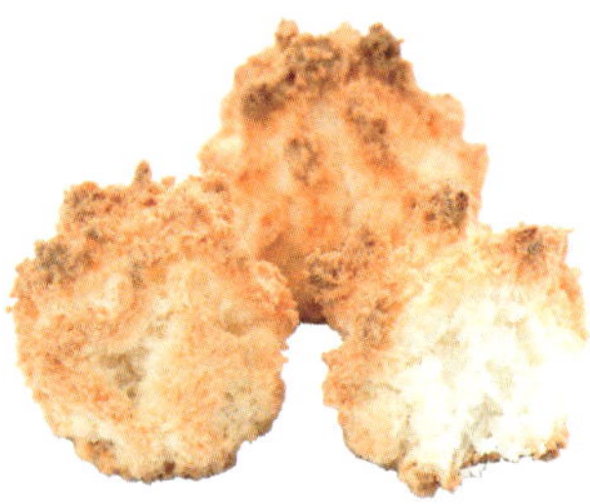

### → L'AVIS DE JULIEN VENESSON

Cette recette très riche en lipides peut représenter un bon en-cas au régime cétogène ou lors d'un régime très pauvre en glucides. La noix de coco est riche en lipides mais également riche en fibres. Les graisses de la noix de coco contiennent de l'acide laurique, un acide gras auquel on attribue certaines vertus pour la santé comme des propriétés antimicrobiennes.

# GLACE LÉGÈRE À LA BANANE

**111** CAL/PERS

**3 g** de protéines dont 3 g animales
**24 g** de glucides
**0,3 g** de lipides

20 min

■ POUR 1 PERSONNE

**INGRÉDIENTS**

- 1 banane
- 30 mL de lait écrémé ou végétal

**OBJECTIFS**

→ **PRISE DE MASSE**
Cette recette n'est pas adaptée à la prise de masse.

→ **RÉGIME**
Cette recette est adaptée au régime.

→ **ENDURANCE**
Cette recette est peu adaptée à l'endurance.

■ **Couper la banane en tranche puis la mettre au congélateur.**

■ **Une fois congelée, sortir la banane et la laisser à température ambiante pendant 15 minutes pour qu'elle soit partiellement décongelée.**

■ **Passer la banane dans un mixeur ajouter le lait et réduire en purée. Déguster.**

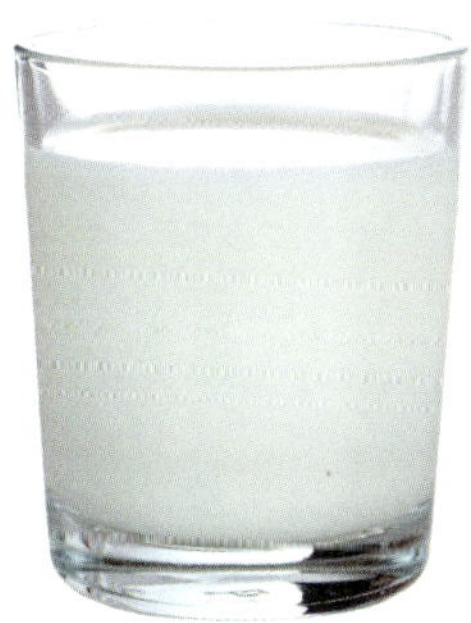

## → L'AVIS DE JULIEN VENESSON

Cette recette peut être déclinée en utilisant d'autres fruits. On peut y ajouter un peu d'édulcorant et pourquoi pas une goutte d'arôme naturel pour un résultat plus abouti.

# FINANCIERS LÉGERS

322 CAL/PERS

**32 g** de protéines dont 24 g animales
**32,5 g** de glucides
**8,5 g** de lipides

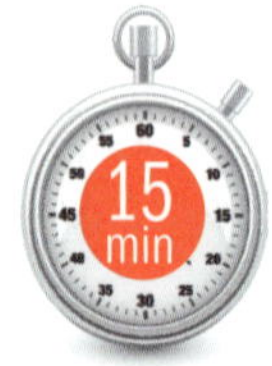


## POUR 4 FINANCIERS

### INGRÉDIENTS

- 100 g de son d'avoine
- 50 g de protéines en poudre goût chocolat
- 10 g de cacao en poudre de type van Houten
- 1 c. à c. de levure chimique
- 1 œuf biologique entier
- 120 g de fromage blanc 0 % ou 1 yaourt nature
- 1 pointe de couteau de sucralose

### OBJECTIFS

→ **PRISE DE MASSE**
Remplacer les 100 g de son par 100 g de flocons d'avoine.

→ **RÉGIME**
Cette recette est adaptée au régime.

→ **ENDURANCE**
Cette recette est peu adaptée à l'endurance.

■ Préchauffer le four à 180 °C. Mélanger le son avec la protéine en poudre, le cacao, l'édulcorant et la levure.

■ Battre les œufs en omelette avec le fromage blanc puis incorporer les autres ingrédients jusqu'à obtenir un mélange bien homogène.

■ Verser dans 4 petits moules à financiers en silicone et cuire au four pendant 10 minutes à 180 °C en chaleur tournante.

### → L'AVIS DE JULIEN VENESSON

Hyperprotéinée, riche en cacao et à index glycémique bas, voilà ce qui caractérise cette recette, idéale pour un goûter à la maison ou à emporter. Accompagnés d'une tasse de thé les financiers de Christophe sont un bon moyen de gagner en masse musculaire tout en conservant une taille fine.

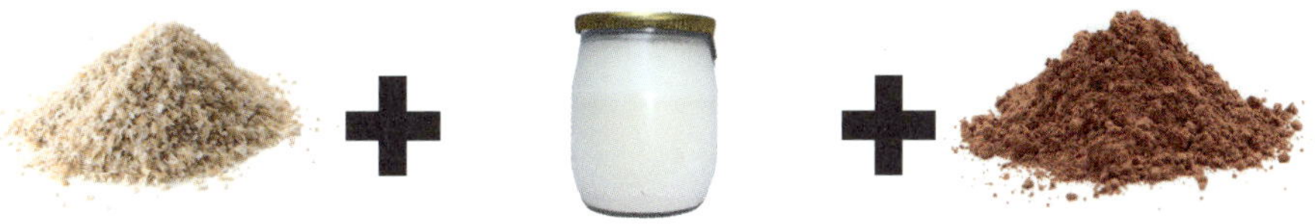

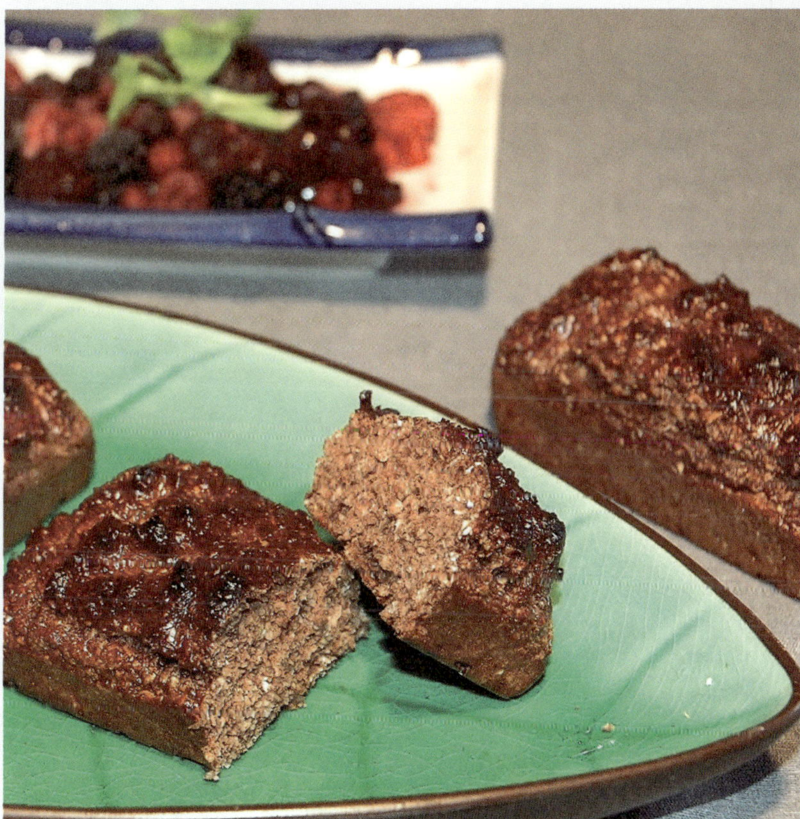

# GÂTEAU AU CHOCOLAT

362
CAL/PERS

22 g de protéines dont 14 g animales
43 g de glucides
15 g de lipides

35 min

POUR 2 PERSONNES

## INGRÉDIENTS

- 300 g de pois chiches ou haricots azuki cuits
- 2 œufs entiers biologiques
- 30 g de cacao en poudre (type Van Houten)
- 100 g de purée pommes-pruneaux (sans sucre ajouté)
- 180 mL d'eau
- 1 sachet de levure chimique
- ½ c. à c. de gingembre
- ½ c. à c. de cannelle
- 1 pointe de couteau de sucralose

## OBJECTIFS

→ **PRISE DE MASSE**
Rajouter un œuf.
→ **RÉGIME**
Cette recette est peu adaptée au régime.
→ **ENDURANCE**
Cette recette est adaptée à l'endurance.

**Verser les pois chiches dans un mixeur et les réduire en purée avec la compote et l'eau, ajoutez les autres ingrédients afin d'obtenir un mélange homogène.**

**Versez dans un plat à tarte en silicone et cuire 30 minutes à 180 °C environ.**

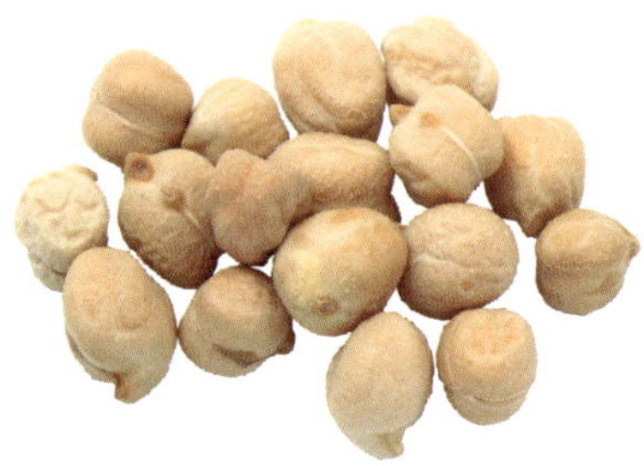

## → L'AVIS DE JULIEN VENESSON

Les pois chiches et les haricots azuki sont riches en fibres, en vitamine B9 et en minéraux (magnésium, potassium). Fortement antioxydants ils représentent des sources très intéressantes de glucides aussi bien pour la santé que la performance. Idéale pour éviter « les coups de pompe », cette recette est aussi parfaitement adaptée pour le repas qui précède un effort intellectuel important (examen, entretiens, soutenance, etc.). À consommer sans modération.

# PERLES COCO DE LA FORCE

**638** CAL / PERS

**40 g** de protéines dont 25,5 g animales
**74 g** de glucides
**21 g** de lipides

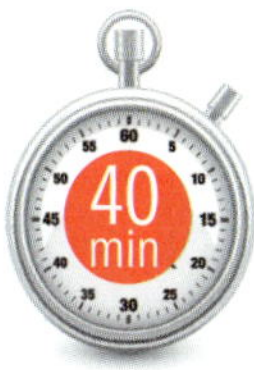


## POUR 3 PERSONNES

### INGRÉDIENTS

- 100 g de protéines en poudre de type whey
- 200 g de flocons d'avoine
- 50 g de raisins secs ou de canneberge
- 50 g de purée de noisettes ou d'amandes
- 1 c. à s. de sirop de riz
- 20 g de cacao amer en poudre
- ½ c. à c. de cannelle en poudre
- 100 mL de lait écrémé ou végétal
- 30 g de noix de coco râpée

### OBJECTIFS

→ **PRISE DE MASSE**
Cette recette est particulièrement adaptée à la prise de masse.

→ **RÉGIME**
Cette recette n'est pas adaptée au régime.

→ **ENDURANCE**
Cette recette est adaptée à l'endurance.

**Mélanger dans un saladier tous les ingrédients secs sauf la noix de coco. Chauffer dans un récipient l'huile de noix de coco jusqu'à la rendre liquide.**

**Ajouter tous les ingrédients liquides aux ingrédients secs et bien mélanger afin d'obtenir une préparation collante.**

**Former des boulettes à l'aide d'une cuillère à soupe et les rouler dans la noix de coco râpée.**

**Laisser au réfrigérateur 30 minutes minimum avant de pouvoir déguster.**

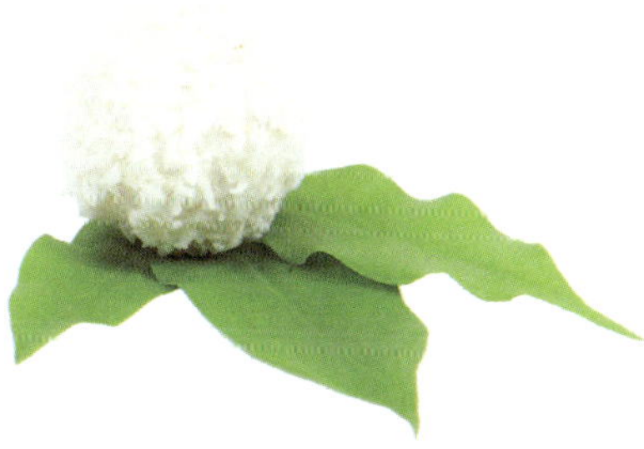

### → L'AVIS DE JULIEN VENESSON

Cette collation est rapide à préparer et convient à la prise de masse musculaire. Les flocons d'avoine sont riches en fibres, les noisettes et amandes sont riches en antioxydants tout comme les fruits secs. La cannelle possède des vertus documentées dans le contrôle de la glycémie et améliore la sensibilité à l'insuline, une propriété qui favorise une bonne répartition des graisses corporelles et qui diminue le risque de diabète de type 2.

# MUFFINS AU SAUMON FUMÉ

340 CAL/PERS

**20 g** de protéines dont 14 g animales
**35 g** de glucides
**13 g** de lipides

30 min

## POUR 8 MUFFINS

### INGRÉDIENTS

- 160 g de saumon fumé
- 200 g de courgettes
- 2 œufs entiers biologiques
- 90 g de farine de pois chiches
- 90 g de farine de riz semi-complet
- ½ sachet de levure chimique
- 10 cL de lait végétal
- 10 mL d'huile d'olive
- 2 c. à s. de câpres

### OBJECTIFS

→ **PRISE DE MASSE**
Cette recette est peu adaptée à la prise de masse.

→ **RÉGIME**
Cette recette est peu adaptée au régime.

→ **ENDURANCE**
Cette recette est adaptée à l'endurance.

**Préchauffer le four à 180 °C. Couper le saumon en lanières et râper la courgette sur une grosse râpe.**

**Dans un saladier, battre les œufs avec un fouet. Incorporer les farines et la levure, puis délayer avec le lait et l'huile.**

**Ajouter le saumon, les câpres et la courgette, ainsi qu'une pincée de sel et de poivre.**

**Verser dans des moules à muffins et faire cuire 20 à 25 minutes dans le four à 180 °C.**

## → L'AVIS DE JULIEN VENESSON

Le saumon est une bonne source d'acides gras oméga-3 à chaînes longues qui possèdent de nombreuses vertus pour la santé. Chez le sportif un bon apport permet de maximiser les gains de masse musculaire lors d'un programme d'entraînement. Les farines de pois chiches et de riz complet permettent un bon apport en fibres et en vitamines.

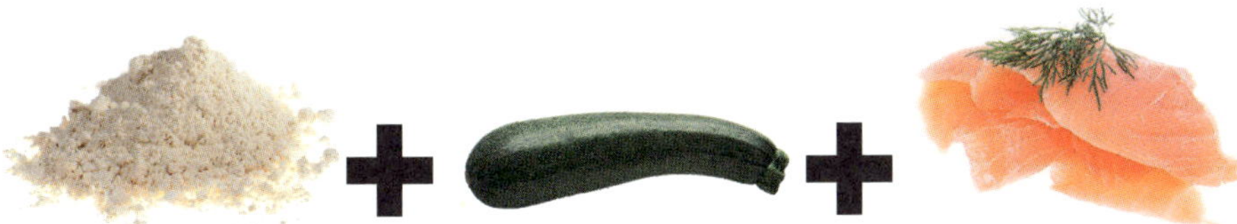

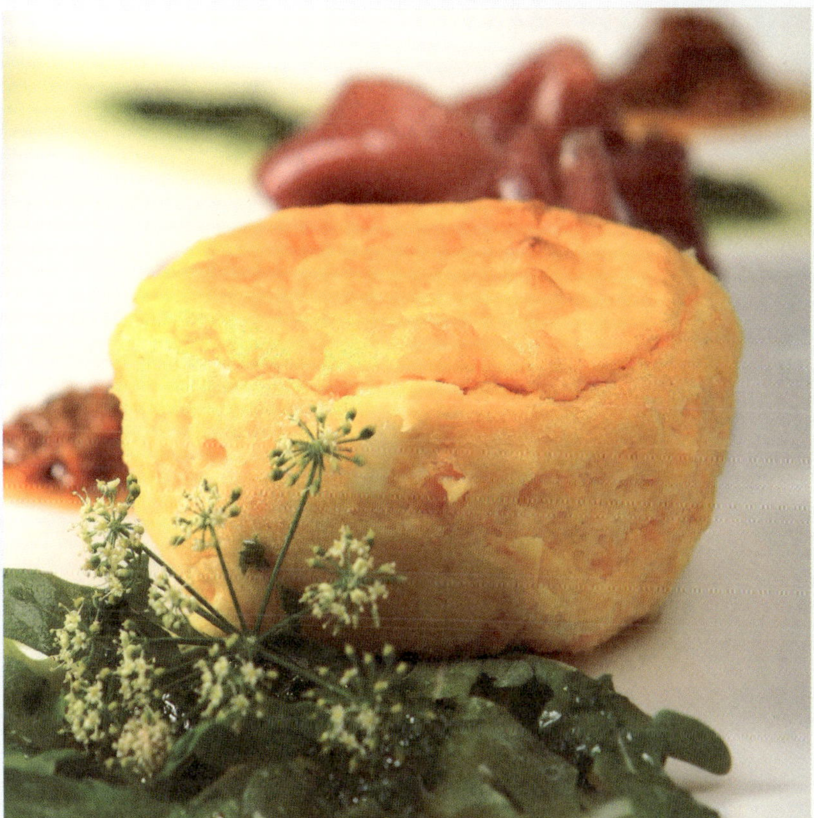

# MERINGUES SANS SUCRE

HYPER PROTÉINÉ

96 CAL / PERS

**24 g** de protéines dont 24 g animales
**0 g** de glucides
**0 g** de lipides

25 min

## POUR 1 PERSONNE

### INGRÉDIENTS

- 6 blancs d'œufs biologiques
- 1 arôme au choix
- 1 pointe de couteau de sucralose
- Sel

### OBJECTIFS

→ **PRISE DE MASSE**
Cette recette est peu adaptée à la prise de masse.

→ **RÉGIME**
Cette recette est adaptée au régime.

→ **ENDURANCE**
Cette recette est peu adaptée à l'endurance.

**Monter les blancs en neige et ajouter immédiatement l'édulcorant et l'arôme. Continuer de les faire monter jusqu'à ce qu'ils soient fermes.**

**Avec une cuillère à soupe, faire des petits tas du mélange sur du papier sulfurisé puis enfourner 20 minutes à 120 °C.**

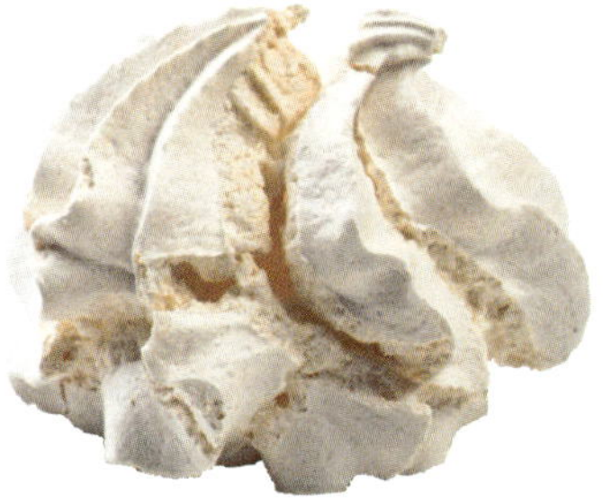

### → L'AVIS DE JULIEN VENESSON

La meringue fait partie des pâtisseries les moins grasses mais reste bourrée de sucre. Cette version hyperprotéinée représente en revanche un en-cas diététique. Si le régime n'est pas trop restrictif on peut accompagner cette meringue d'un fruit.

# GÂTEAU AUX POMMES

432
CAL / PERS

**18 g** de protéines dont 12 g animales
**38 g** de glucides
**22,5 g** de lipides

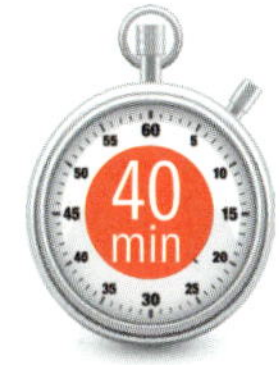


## POUR 2 PERSONNES

### INGRÉDIENTS

- 100 g de fromage blanc à 0 % de matières grasses
- 2 œufs entiers biologiques
- 1 petite pomme
- 100 g de compote de pomme
- 50 g de purée de noisettes
- 50 g de farine complète de petit épeautre
- 30 g de son de blé
- ½ sachet de levure chimique
- 1 pointe de couteau de sucralose

### OBJECTIFS

→ **PRISE DE MASSE**
Cette recette est adaptée à la prise de masse.
→ **RÉGIME**
Cette recette n'est pas adaptée pour un régime.
→ **ENDURANCE**
Cette recette est adaptée à l'endurance.

Préchauffer le four à 180 °C. Mélanger le fromage blanc, la compote de pomme, les 2 œufs, l'édulcorant et la purée de noisettes. Une fois la préparation homogène ajouter le petit épeautre, le son et la levure. Couper une demi-pomme en petits dés et les incorporer à la pâte.

Couper l'autre moitié de la pomme en fines lamelles. Mettre la pâte dans un moule à cake en silicone, et disposer les lamelles de pommes en les enfonçant légèrement dans la pâte. Faire cuire environ 30 minutes à 180 °C en chaleur tournante.

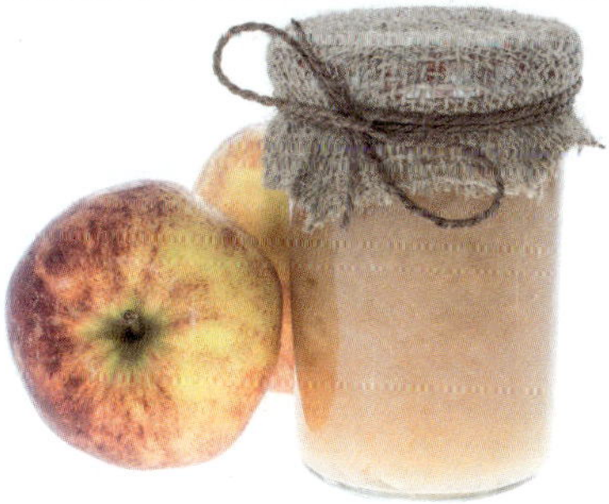

## → L'AVIS DE JULIEN VENESSON

Cette recette riche en glucides représente un goûter intéressant dans le cadre d'une prise de masse ou à la suite d'efforts d'endurance intenses. Les noisettes représentent un apport élevé en vitamine E dont le déficit touche un grand nombre de Français. C'est aussi une source de graisses monoinsaturées, intéressantes pour la santé. La pomme est riche en quercétine, un antioxydant et sa consommation régulière diminuerait le risque d'un grand nombre de maladies dont le cancer.

# COOKIES DE LA FORCE

561 CAL/PERS

**7 g** de protéines dont 7 g animales
**55 g** de glucides
**30 g** de lipides

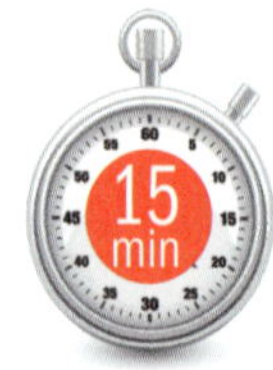


## POUR 4 COOKIES

### INGRÉDIENTS

- 60 g de farine complète (petit épeautre, sarrasin, kamut, etc.)
- 1 œuf biologique
- 20 g de flocons d'orge ou d'avoine
- 20 g de noisettes en poudre
- 10 g d'huile d'olive
- 1 pointe de couteau de sucralose
- Fruits secs (facultatif)

### OBJECTIFS

→ **PRISE DE MASSE**
Rajoutez 2 œufs et 30 g de farine (ajout de 280 kcal et 14 g de protéines animales).

→ **RÉGIME**
Cette recette est peu adaptée au régime.

→ **ENDURANCE**
Cette recette est adaptée à l'endurance.

**Mélanger tous les ingrédients.**

**Former des cookies avec deux cuillères à café et les déposer sur du papier de cuisson.**

**Passer au four à 180 °C pendant 10 minutes environ.**

## → L'AVIS DE JULIEN VENESSON

Idéal en collation et à emporter, ce gâteau peut être réalisé avec de la farine de sarrasin à hauteur de 50 %, ce qui boostera la teneur en magnésium de la recette tout en conservant l'aspect du cookie. La variante « prise de masse » pourra intelligemment être consommée juste après l'entraînement, y compris loin de chez vous, pour apporter du cholestérol nécessaire à la croissance musculaire.

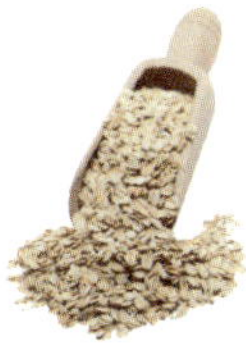

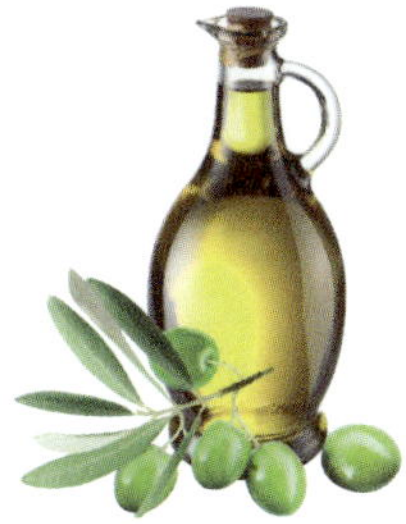

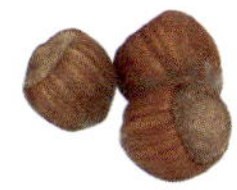

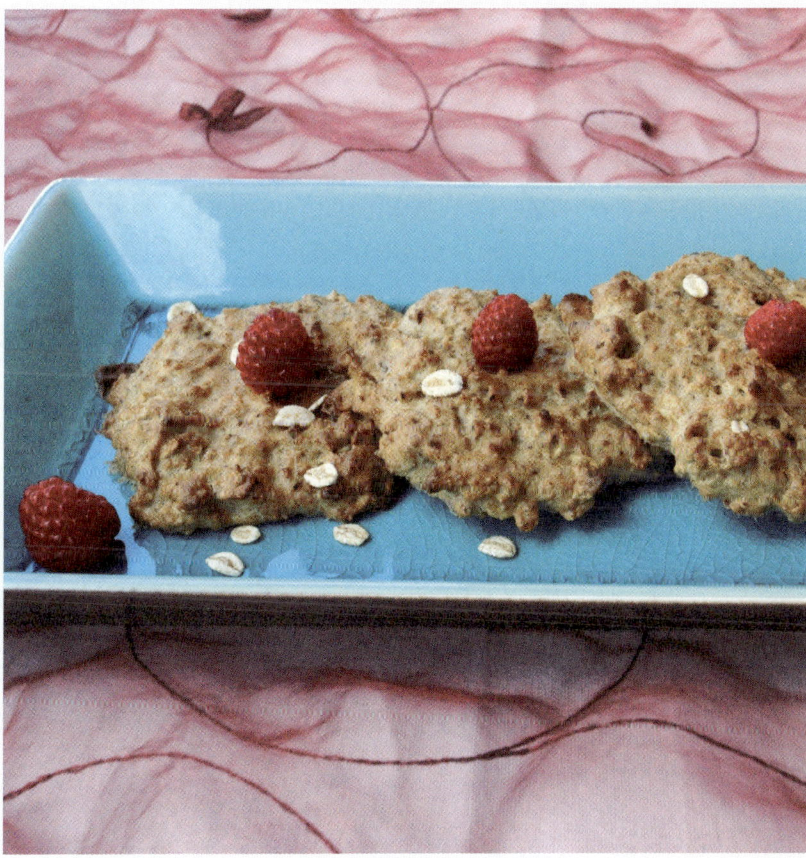

# MOELLEUX AZUKI

80 min

**134** CAL/PERS

**29 g** de protéines dont 28 g animales
**10,5 g** de glucides
**8 g** de lipides

## POUR 4 PERSONNES

### INGRÉDIENTS

- 90 g de protéines en poudre arôme chocolat
- 4 œufs entiers biologiques
- 50 g de haricots azuki (avant cuisson)
- 150 g de fromage blanc à 0 % de matières grasses
- 15 g de cacao de type Van Houten
- ½ sachet de levure chimique
- 1 pointe de couteau de sucralose

### OBJECTIFS

→ **PRISE DE MASSE**
Cette recette est peu adaptée à la prise de masse.
→ **RÉGIME**
Cette recette est adaptée au régime.
→ **ENDURANCE**
Cette recette est peu adaptée à l'endurance.

**Faire cuire les haricots azuki 45 minutes dans une casserole d'eau frémissante puis égoutter.**

**Mixer les haricots puis ajouter tous les autres ingrédients jusqu'à obtenir un ensemble homogène. Verser dans un moule à cake en silicone.**

**Cuire au four à 180 °C pendant environ 30 minutes. Vérifier la cuisson avec la pointe d'un couteau.**

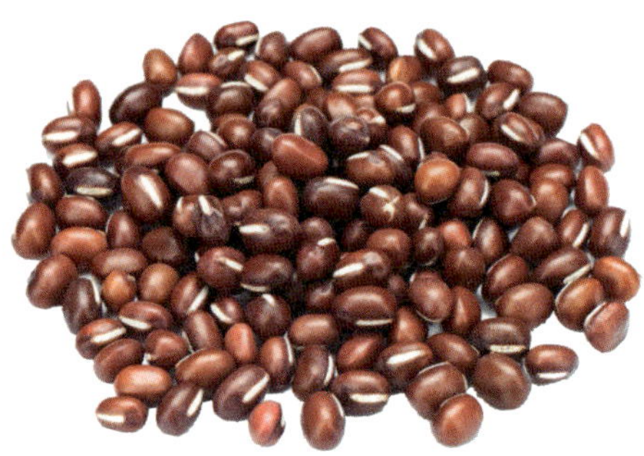

### → L'AVIS DE JULIEN VENESSON

Ici les haricots remplacent la farine et donnent du moelleux au gâteau. Les haricots azuki sont très intéressants sur le plan nutritionnel car ils sont riches en vitamine B9, en zinc, en potassium et en magnésium, des nutriments dont on manque souvent. De plus ces haricots sont une source de glucides à index glycémique bas. Pour les compétiteurs ces propriétés les rendent intéressants lors d'un rebond glucidique. On peut ajouter quelques fruits secs pour augmenter l'apport en glucides de la recette.

# BARRE CACAO-NOISETTE

**460** CAL / PERS

**3 g** de protéines dont 0 g animales
**16,5 g** de glucides
**32,5 g** de lipides

5 min

POUR 1 PERSONNE

## INGRÉDIENTS

- 100 g de cacao en poudre de type Van Houten
- 20 g de noisettes en poudre
- Lait écrémé
- 1 pointe de couteau de sucralose

## OBJECTIFS

→ **PRISE DE MASSE**
Cette recette n'est pas adaptée à la prise de masse.

→ **RÉGIME**
Cette recette est adaptée au régime.

→ **ENDURANCE**
Cette recette est peu adaptée à l'endurance.

- Dans une casserole, faire torréfier légèrement le cacao et les noisettes.
- Ajouter l'édulcorant et un tout petit peu de lait écrémé.
- Mélanger jusqu'à obtenir une pâte épaisse, ajuster en rajoutant un peu de lait s'il reste de la poudre de cacao.
- Mettre la pâte ainsi obtenu dans un petit récipient rectangulaire et compacter avec une cuillère. Laisser refroidir puis démouler.

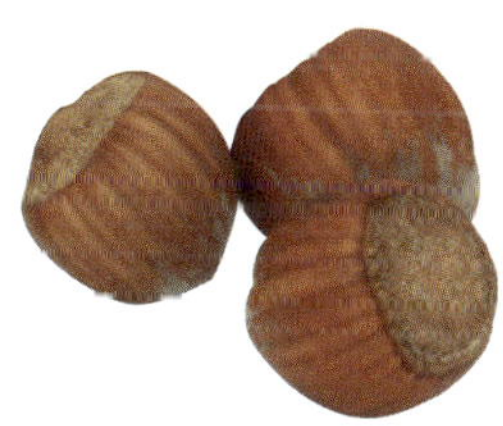

## → L'AVIS DE JULIEN VENESSON

Cette barre de cacao sans sucre s'utilise principalement au régime : une bouchée en fin de repas suffit à calmer toutes les envies de chocolat. Le bénéfice santé est indéniable et c'est le même que celui du cacao pur. À conserver au frais.

# MOUSSE AU CHOCOLAT

HYPER PROTÉINÉ

10 min

166 CAL/PERS

**19,5 g** de protéines dont 19,5 g animales
**8 g** de glucides
**7 g** de lipides

## POUR 2 PERSONNES

### INGRÉDIENTS

- 10 g de cacao dégraissé (de type Van Houten)
- 50 mL de lait écrémé
- 2 œufs entiers biologiques
- 300 g de fromage blanc à 0 % de matières grasses
- 1 pointe de couteau de sucralose

### OBJECTIFS

→ **PRISE DE MASSE**
Cette recette est peu adaptée à la prise de masse.

→ **RÉGIME**
Cette recette est adaptée au régime.

→ **ENDURANCE**
Cette recette est peu adaptée à l'endurance.

- Dans une casserole, faire chauffer tout doucement le lait avec le cacao et l'édulcorant.
- Dès que le mélange est chaud, ajouter les jaunes d'œufs.
- Laisser tiédir. Ajouter ensuite le fromage blanc et les blancs d'œufs montés en neige.
- Déguster après avoir laissé reposer au réfrigérateur.

### → L'AVIS DE JULIEN VENESSON

Cette « mousse au chocolat » light est utilisable dans de nombreuses circonstances : dessert, goûter, petit plaisir en cétose. Faites-vous plaisir.

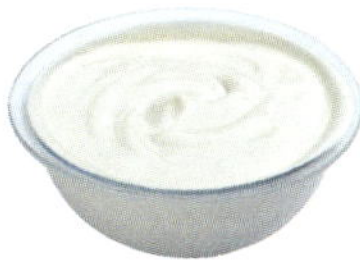 + 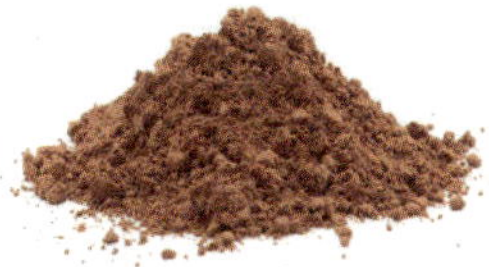 + 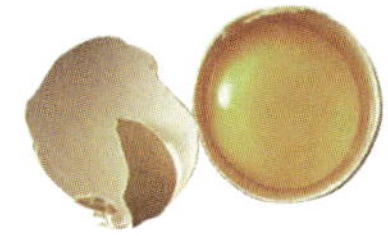

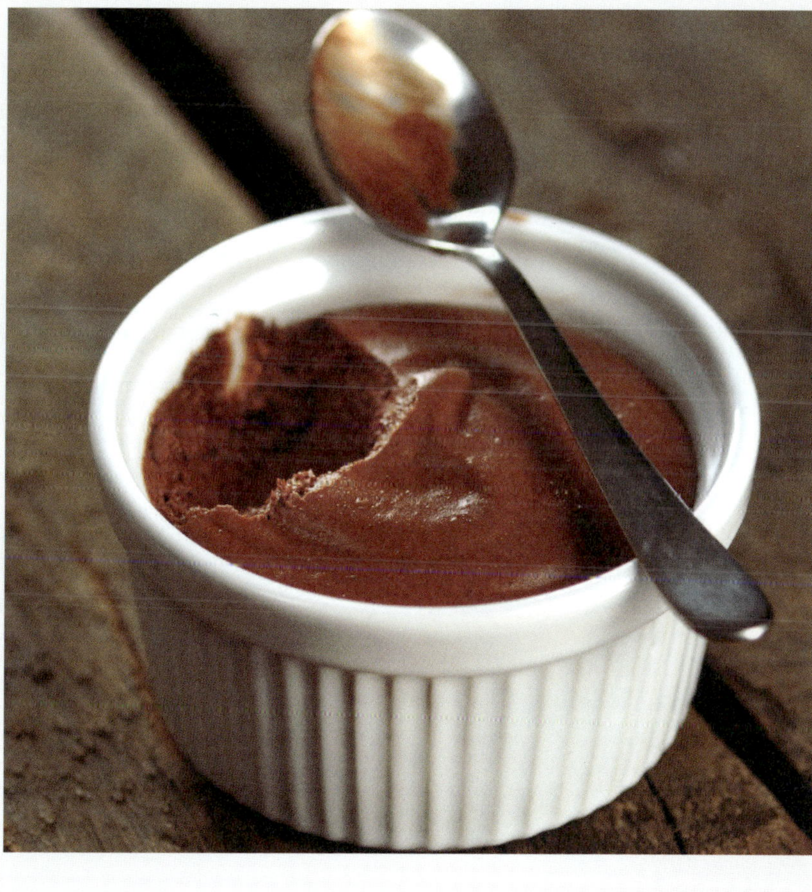

# GÂTEAU DE PATATES DOUCES

412
CAL/PERS

16 g de protéines dont 11,5 g animales
57,5 g de glucides
12 g de lipides

60 min

POUR 4 PERSONNES

## INGRÉDIENTS

- 1 kg de patates douces
- 4 œufs entiers biologiques
- 50 g de purée d'amandes ou de noisettes
- ½ L de lait écrémé ou végétal
- 1 gousse ou de l'arôme vanille
- Cannelle en poudre
- 1 bouchon de rhum
- 1 pointe de couteau de sucralose

## OBJECTIFS

→ **PRISE DE MASSE**
Cette recette doit être accompagnée d'une source de protéines.

→ **RÉGIME**
Cette recette n'est pas adaptée à un régime.

→ **ENDURANCE**
Cette recette est adaptée à l'endurance.

Laver, éplucher et couper les patates douces en dés. Les faire cuire doucement dans le lait pendant 15 minutes avec la gousse de vanille fendue en deux.

Écraser les patates douces avec le lait jusqu'à obtention d'une purée assez épaisse. Incorporer alors la purée d'amande fondue. Préchauffer le four à 200 °C.

Ajouter les autres ingrédients dans un saladier et mélanger. Verser dans un moule et enfourner pour 30 minutes. Vérifier la cuisson en piquant avec la lame d'un couteau. Se déguste froid.

## → L'AVIS DE JULIEN VENESSON

Encore une recette fournissant des glucides à index glycémique bas et riche en antioxydants. En prise de masse il faudra rajouter une source de protéines, par exemple du fromage blanc à 0 % de matières grasses.

# GLACE AUX FRUITS

134
CAL / PERS

**12 g** de protéines dont 12 g animales
**7 g** de glucides
**5 g** de lipides

10 min

POUR 4 PERSONNES

**INGRÉDIENTS**

- 4 yaourts aux fruits de même parfum à 0 %
- 4 œufs entiers biologiques
- 1 pointe de couteau de sucralose

**OBJECTIFS**

→ **PRISE DE MASSE**
Cette recette est peu adaptée à la prise de masse.

→ **RÉGIME**
Cette recette est adaptée au régime.

→ **ENDURANCE**
Cette recette est peu adaptée à l'endurance.

**Battre les 4 jaunes d'œufs avec l'édulcorant. Ajouter les 4 yaourts.**

**Séparément, battre les 4 blancs d'œuf en neige très ferme. Les incorporer à la préparation.**

**Placer l'ensemble dans un moule puis au congélateur. Brasser le mélange toutes les heures pendant 3 ou 4 heures.**

**Déguster.**

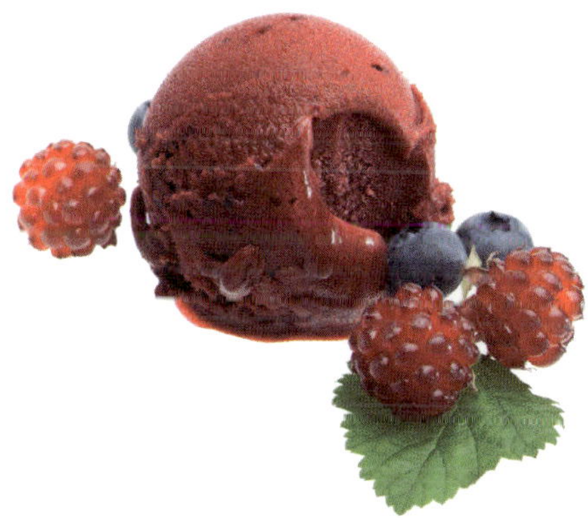

## → L'AVIS DE JULIEN VENESSON

Une glace riche en protéines et peu calorique, c'est ce qu'a réussi à mettre au point Christophe. Idéale au régime cette recette sera un amuse-bouche dans les autres cas.

# CHEESECAKE HYPERPROTÉINÉ

HYPER PROTÉINÉ

212 CAL/PERS

**24,5 g** de protéines dont 24,5 g animales
**6 g** de glucides
**10 g** de lipides

95 min

POUR 1 PERSONNE

## INGRÉDIENTS

- 150 g de fromage blanc à 0 % de matières grasses
- 2 œufs entiers biologiques
- Jus de citron
- 1 pointe de couteau de sucralose

## OBJECTIFS

→ **PRISE DE MASSE**
Cette recette peut représenter un goûter hyperprotéiné.
→ **RÉGIME**
Cette recette est adaptée au régime.
→ **ENDURANCE**
Cette recette n'est pas adaptée à l'endurance.

Faire égoutter le fromage blanc environ 1 heure dans une passoire recouverte d'une mousseline et recueillir le jus.

Mélanger les jaunes d'œufs, l'édulcorant et un filet de jus de citron. Ajouter le fromage blanc égoutté.

Monter les blancs en neige puis les ajouter au mélange obtenu. Préparer un moule tapissé de papier sulfurisé, et y verser la préparation.

Enfourner à 170 °C pendant 30 minutes. Le cheesecake retombe à la sortie du four.

Mettre au frais puis déguster une fois refroidi.

## → L'AVIS DE JULIEN VENESSON

Pauvre en glucides, riche en protéines, cette recette convient pour tous les régimes hyperprotéinés. Dans le cadre d'un régime cétogène on préférera l'utilisation de fromage blanc à 20 % de matières grasses.

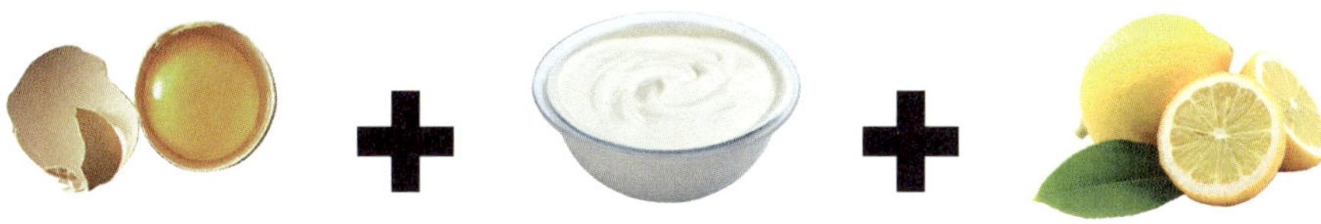

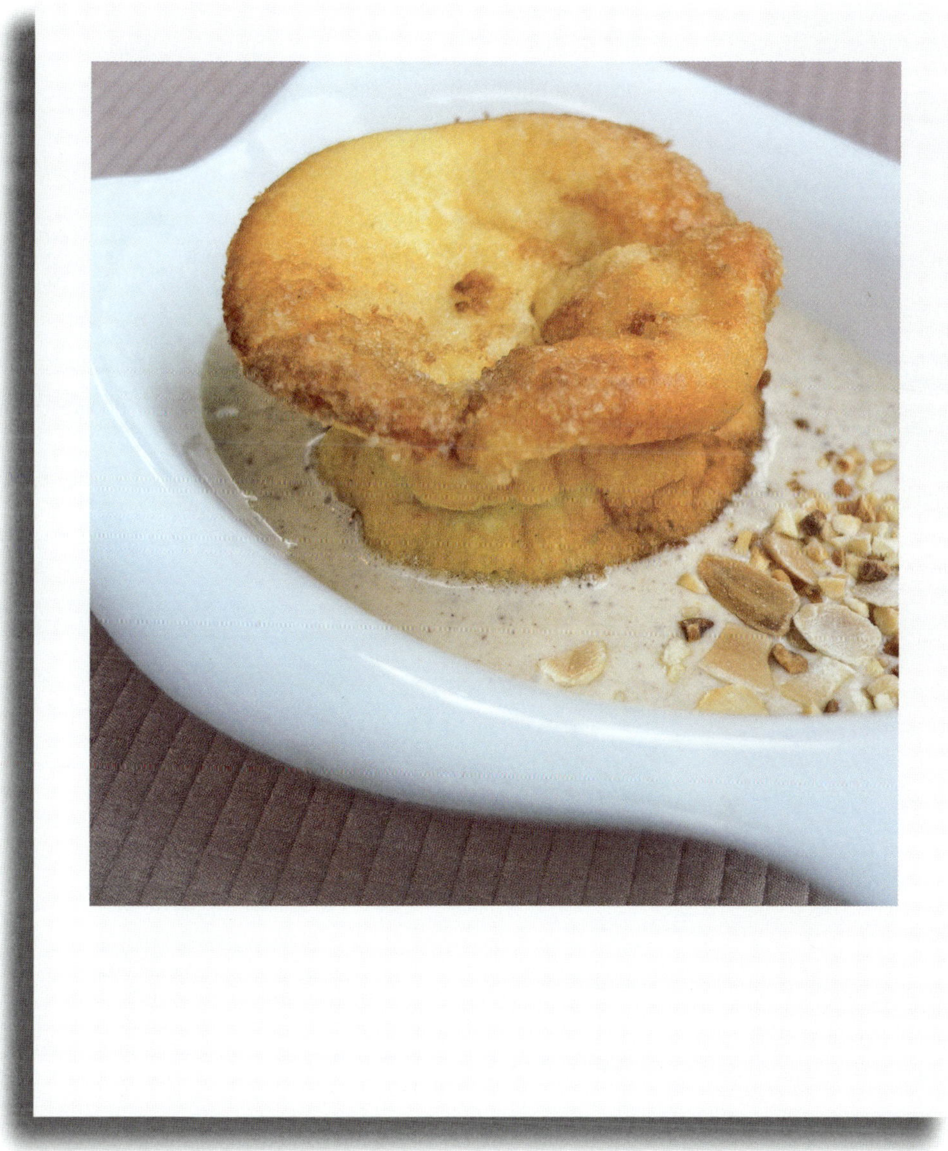

# FLAN MINUTE

HYPER PROTÉINÉ

15 min

166 CAL/PERS

**27 g** de protéines dont 27 g animales
**10,5 g** de glucides
**1,3 g** de lipides

POUR 2 PERSONNES

### INGRÉDIENTS

- 60 g de protéines en poudre de type whey (parfum au choix)
- 600 mL de lait écrémé ou végétal
- 1 pincée d'agar-agar

### OBJECTIFS

→ **PRISE DE MASSE**
Cette recette est peu adaptée à la prise de masse.
→ **RÉGIME**
Cette recette est adaptée au régime.
→ **ENDURANCE**
Cette recette est peu adaptée à l'endurance.

**Mélanger l'agar-agar dans la moitié du lait froid puis porter à ébullition quelques minutes tout en remuant en prenant garde à ce que le fond n'attache pas.**

**Mélanger la protéine avec l'autre moitié du lait restant puis mélanger les deux préparations hors du feu.**

**Disposer l'ensemble dans deux bols puis laisser refroidir au réfrigérateur avant dégustation.**

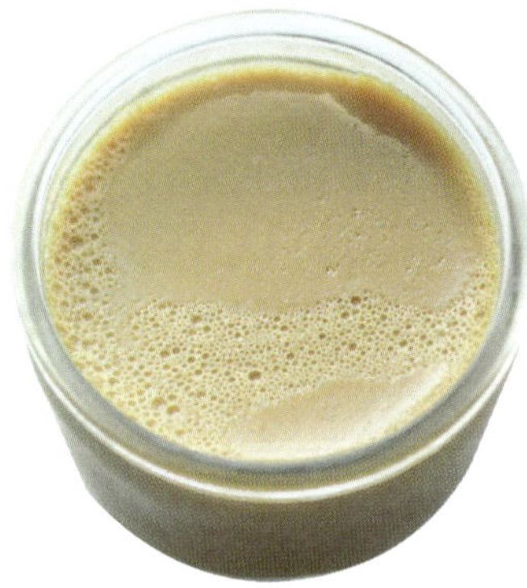

## → L'AVIS DE JULIEN VENESSON

Adaptée au régime cette recette peut aussi s'utiliser en cétose en utilisant de la protéine pauvre en glucides et du lait entier. L'agar-agar est une fibre soluble fabriquée à partir d'algues rouges qui contribue à renforcer l'intestin en étant fermentée par les bactéries. En cuisine elle est généralement utilisée en lieu et place de la gélatine d'origine animale. On peut également utiliser le glucomannan, une autre fibre végétale plus intéressante pour l'intestin mais plus difficile à trouver dans le commerce.

# ÎLE FLOTTANTE AÉRIENNE

HYPER PROTÉINÉ

15 min

80 CAL / PERS

**20 g** de protéines dont 20 g animales
**4 g** de glucides
**0 g** de lipides

## POUR 1 PERSONNE

### INGRÉDIENTS

- 4 blancs d'œufs biologiques
- ½ jus de citron
- 1 pincée de sel
- 1 pointe de couteau de sucralose
- 50 g de fromage blanc à 0 % de matières grasses
- 2 c. à s. de lait écrémé
- 2 sticks d'édulcorant à la vanille Canderel

### OBJECTIFS

→ **PRISE DE MASSE**
Cette recette est peu adaptée à la prise de masse.

→ **RÉGIME**
Cette recette est adaptée au régime.

→ **ENDURANCE**
Cette recette est peu adaptée à l'endurance.

Monter les blancs en neige ferme avec la pincée de sel, puis incorporer le sucralose. Ajouter le jus de citron pour serrer les blancs.

Faire des petits tas sur du papier sulfurisé et cuire 30 secondes au four à micro-ondes avec un fond d'eau. Laisser refroidir.

Pour la crème anglaise, mélanger le fromage blanc, le lait et les sticks.

Déposer les œufs en neige sur la crème, déguster.

### → L'AVIS DE JULIEN VENESSON

Paradoxalement l'absence de lipides rend cette recette peu intéressante au régime sévère. Pour les autres on pourra l'utiliser comme dessert hyperprotéiné ou dans le cadre d'un goûter.

# MARBRÉ DU SPORTIF

**480**
CAL / PERS

**25 g** de protéines dont 17,5 g animales
**40,5 g** de glucides
**24,5 g** de lipides

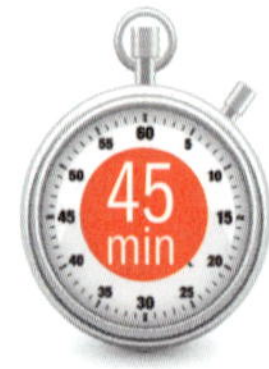


## POUR 2 PERSONNES

### INGRÉDIENTS

- 100 g de farine de petit épeautre complet
- 4 œufs entiers biologiques
- 100 g de fromage blanc à 0 % de matières grasses
- 20 g de purée de noisettes biologique
- 1 sachet de levure chimique
- 10 g de cacao en poudre (type Van Houten)
- 20 noisettes décortiquées
- 1 pointe de couteau de sucralose

### OBJECTIFS

→ **PRISE DE MASSE**
Rajouter 50 g de farine et 100 g de fromage blanc.

→ **RÉGIME**
Cette recette est peu adaptée au régime.

→ **ENDURANCE**
Cette recette est adaptée à l'endurance.

**Mixer la farine, les œufs, le fromage blanc, la purée de noisette, la levure chimique et l'édulcorant.**

**Verser la moitié de la préparation dans un moule à cake en silicone, puis déposer les noisettes par dessus.**

**Ajouter le cacao au reste de la préparation et mixer à nouveau puis verser la préparation restante sur les noisettes.**

**Cuire au four à 180 °C pendant environ 30 minutes. Vérifier la cuisson avec la lame d'un couteau.**

### → L'AVIS DE JULIEN VENESSON

Ce marbré est riche en protéines et en graisses intéressantes pour le sportif. Les noisettes sont en effet une excellente source d'acides gras monoinsaturés, un type de graisses qu'on retrouve également dans l'huile d'olive. Cette recette est facilement transportable et représente un excellent goûter.

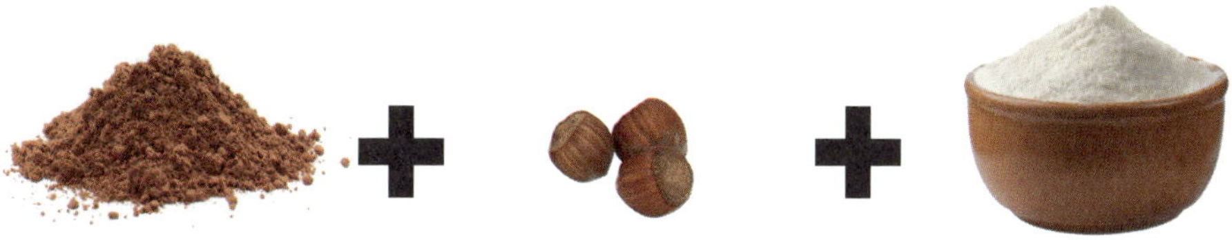

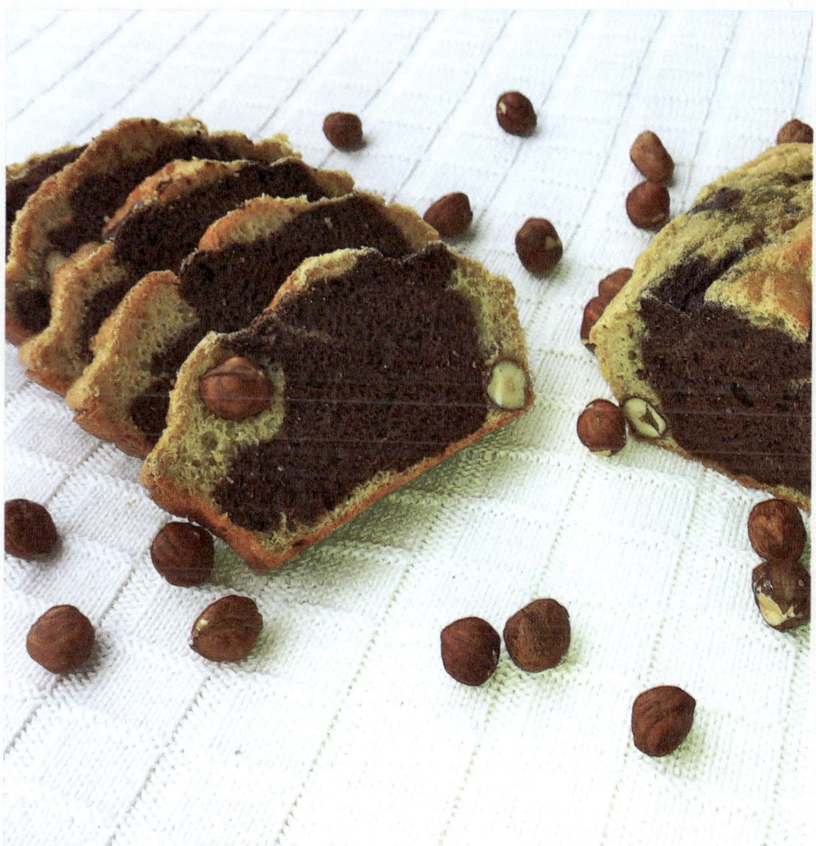

# CRÈME AU CHOCOLAT

■ POUR 1 PERSONNE

254

CAL/PERS

**25 g** de protéines dont 25 g animales
**14,5 g** de glucides
**14,5 g** de lipides

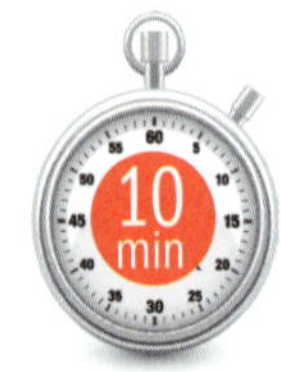


## INGRÉDIENTS

- 250 mL de lait écrémé ou végétal
- 2 œufs entiers biologiques
- 10 g de cacao en poudre dégraissé (type Van Houten)
- 1 pointe de couteau de sucralose

## OBJECTIFS

→ **PRISE DE MASSE**
Cette recette est peu adaptée à la prise de masse.

→ **RÉGIME**
Cette recette est adaptée au régime.

→ **ENDURANCE**
Cette recette est inadaptée à l'endurance.

■ Mélangez le cacao avec le lait et faire bouillir. Battre les œufs au fouet, puis incorporer lentement le lait chocolaté bouillant.

■ Placer le mélange sur feu doux et laisser épaissir tout en remuant, sans faire bouillir. Lorsque la crème nappe la cuillère, retirer du feu et sucrer avec le sucralose.

■ Verser dans des ramequins et laisser refroidir au réfrigérateur.

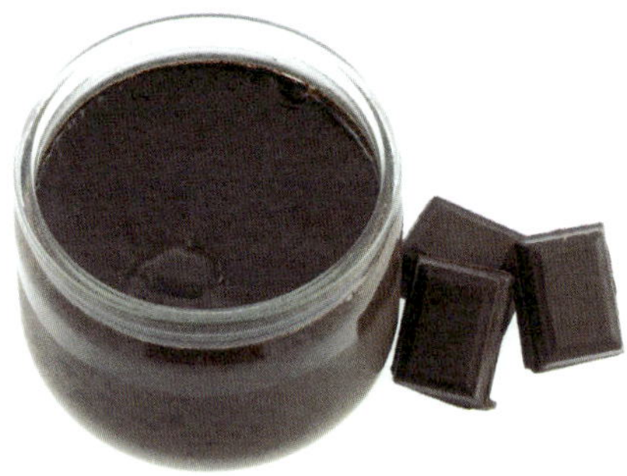

### → L'AVIS DE JULIEN VENESSON

Cette recette peut être utilisée comme un goûter dans le cadre d'un régime. Ou pourquoi pas comme un dessert à la suite d'un repas pauvre en protéines.

# FLAN DE LA FORCE

HYPER PROTÉINÉ

60 min

297
CAL/PERS

**30 g** de protéines dont 30 g animales
**2,5 g** de glucides
**20 g** de lipides

POUR 1 PERSONNE

## INGRÉDIENTS

- 4 œufs entiers biologiques
- 50 cL de lait écrémé ou végétal
- Arôme vanille
- 1 pointe de couteau de sucralose

## OBJECTIFS

→ **PRISE DE MASSE**
Cette recette peut s'utiliser en prise de masse avec des féculents.

→ **RÉGIME**
Cette recette est adaptée au régime.

→ **ENDURANCE**
Cette recette est adaptée à l'endurance accompagnée de féculents.

Préchauffer le four à 200 °C.

Dans un saladier, battre les œufs, quelques gouttes d'arôme, le lait et le sucralose.

Verser la préparation dans un plat et cuire au four environ 1 heure à 180 °C.

## → L'AVIS DE JULIEN VENESSON

Encore une recette adaptée au régime cétogène. Quel que soit le régime on peut utiliser cette recette juste après l'entraînement pour améliorer la récupération grâce au cholestérol présent dans les œufs.

# CHOCOLAT CHAUD ITALIEN

5 min

135 CAL/PERS

**9,5 g** de protéines dont 9 g animales
**22 g** de glucides
**2 g** de lipides

POUR 1 PERSONNE

### INGRÉDIENTS

- 5 g de cacao en poudre dégraissé type Van Houten
- 250 mL de lait écrémé ou végétal
- 1 pointe de couteau de sucralose
- 10 g de maïzena
- Arôme noisette ou vanille (facultatif)

### OBJECTIFS

→ **PRISE DE MASSE**
Cette recette est peu adaptée à la prise de masse.
→ **RÉGIME**
Cette recette est adaptée au régime.
→ **ENDURANCE**
Cette recette est peu adaptée à l'endurance.

**Dans une casserole, verser le lait, le cacao, la maïzena et l'arôme (quantité à votre convenance). Porter doucement à ébullition, sans cesser de remuer.**

**Déguster dès que la préparation a épaissi.**

### → L'AVIS DE JULIEN VENESSON

Une recette simple pour un chocolat chaud diététique, sans sucre.

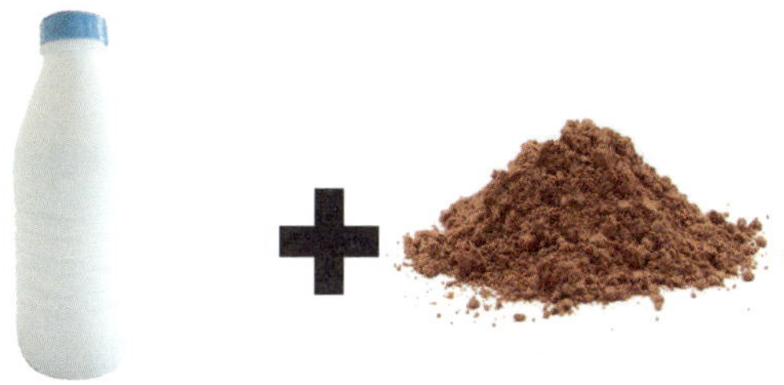

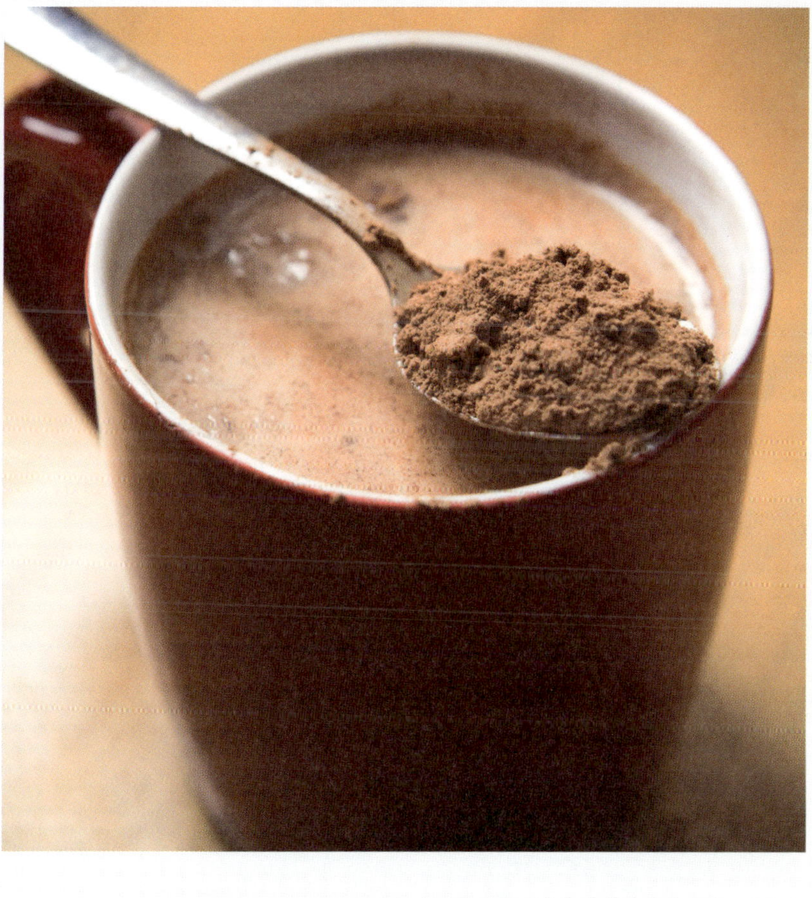

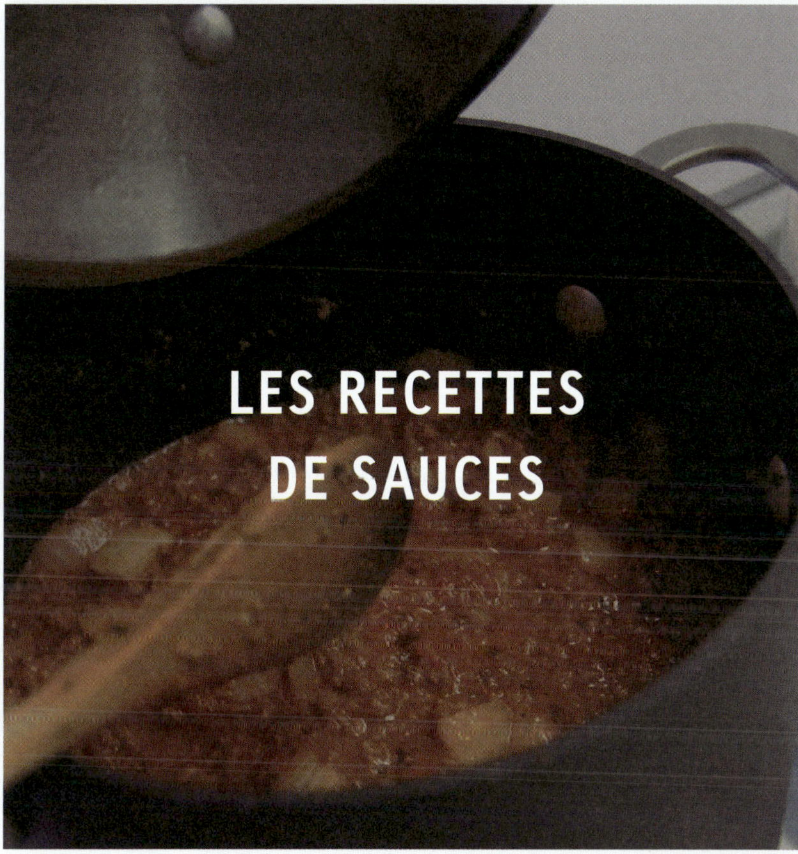

# LES RECETTES DE SAUCES

# CHANTILLY LIGHT

10 min

**92**
CAL / PERS

**18 g** de protéines dont 18 g animales
**5 g** de glucides
**0 g** de lipides

## POUR 1 PERSONNE

### INGRÉDIENTS

- 2 petits suisses à 0 % de matières grasses
- 2 blancs d'œufs biologiques
- 1 pointe de couteau de sucralose

### OBJECTIFS

→ **PRISE DE MASSE**
Cette recette est peu adaptée à la prise de masse.

→ **RÉGIME**
Cette recette est adaptée au régime.

→ **ENDURANCE**
Cette recette est peu adaptée à l'endurance.

**Monter les blancs en neige bien ferme puis mélanger doucement avec les petits suisses.**

**Terminer en ajoutant l'édulcorant.**

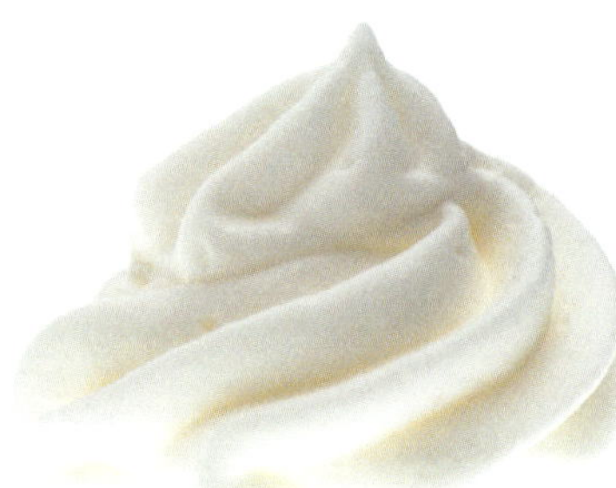

### → L'AVIS DE JULIEN VENESSON

Quand les grands chefs de la cuisine moléculaire comme Thierry Marx seront à court d'idées il est probable qu'ils fassent appel à Christophe ! Une chantilly sans crème, sans graisses, sans sucre et presque sans calories, un véritable exploit. Mais cet exploit a du goût. À consommer avec des fraises pour un dessert léger.

# PURÉE D'OLÉAGINEUX MAISON

**101** CAL/PERS

**14 g** de protéines dont 0 g animales
**3,5 g** de glucides
**3,5 g** de lipides

20 min

POUR 4 PERSONNES

## INGRÉDIENTS

- 300 g d'oléagineux au choix ou un mélange d'oléagineux (amandes, noisettes, noix de macadamia )

## OBJECTIFS

→ **PRISE DE MASSE**
Cette recette est peu adaptée à la prise de masse.

→ **RÉGIME**
Cette recette est peu adaptée au régime.

→ **ENDURANCE**
Cette recette est peu adaptée à l'endurance.

**Faire torréfier les oléagineux quelques minutes dans une poêle puis les passer dans un robot mixeur pendant 15 minutes en effectuant des pauses régulières pour ne peux pas surchauffer votre appareil.**

**Si besoin, remuer et gratter les bords régulièrement avec une cuillère pour rendre l'ensemble homogène.**

**La purée un peu grasse ainsi obtenue se conserve un ou deux mois au réfrigérateur et une semaine à température ambiante.**

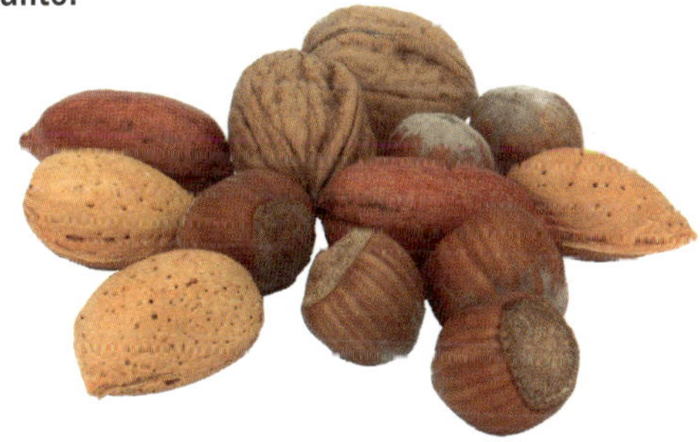

### → L'AVIS DE JULIEN VENESSON

Par rapport aux préparations commerciales la purée faite maison permet d'utiliser des oléagineux moins courants comme les noix de macadamia ou les noix de Grenoble. Cette purée se tartine sur du pain, avec une banane ou s'ajoute dans des préparations de gâteaux pour remplacer du beurre par exemple. On peut également ajouter du cacao amer avec une pointe d'édulcorant pour faire une pâte chocolatée saine.

# HOUMOUS

164
CAL / PERS

**8,5 g** de protéines dont 1 g animales
**21,5 g** de glucides
**5 g** de lipides

5 min

■ POUR 6 PERSONNES

**INGRÉDIENTS**

- 1 boîte de 800 g de pois chiches égouttés ou 800 g de pois chiches cuits
- 1 yaourt nature
- 1 jus de citron
- 1 gousse d'ail haché
- 1 c. à s. de purée d'amandes complètes ou de sésame (30 g)
- 1 c. à c. de cumin en poudre
- Sel, poivre du moulin

**OBJECTIFS**

→ **PRISE DE MASSE**
Cette recette est adaptée à la prise de masse.
→ **RÉGIME**
Cette recette est adaptée au régime.
→ **ENDURANCE**
Cette recette est adaptée à l'endurance.

■ Égoutter et rincer les pois chiches puis les mixer avec le yaourt et le reste des ingrédients, rectifier l'assaisonnement.
■ Servir frais.

## → L'AVIS DE JULIEN VENESSON

Traditionnellement, l'houmous contient beaucoup de purée de sésame et d'huile d'olive. La purée de sésame est riche en acides gras de type oméga-6, des graisses dont les apports sont déjà excessifs dans l'alimentation moderne. Ici l'houmous est devenu diététique, mais il n'en est pas moins bon au goût. Idéal en apéritif avec des légumes croquants (carottes, champignons, tomates cerise, etc.) utilisés comme dips pour recevoir des amis sans compromettre sa (et leur) ligne.

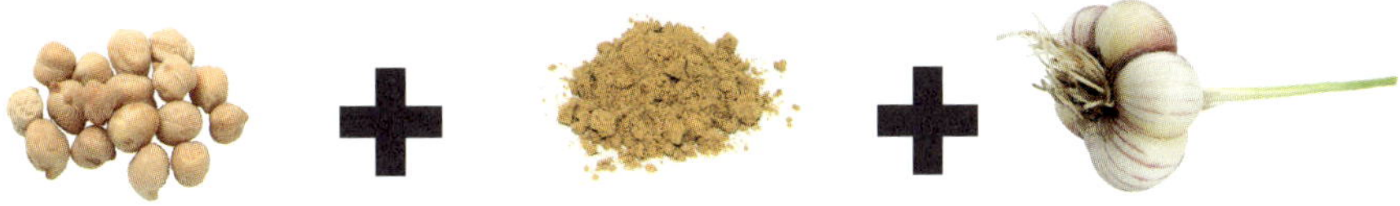

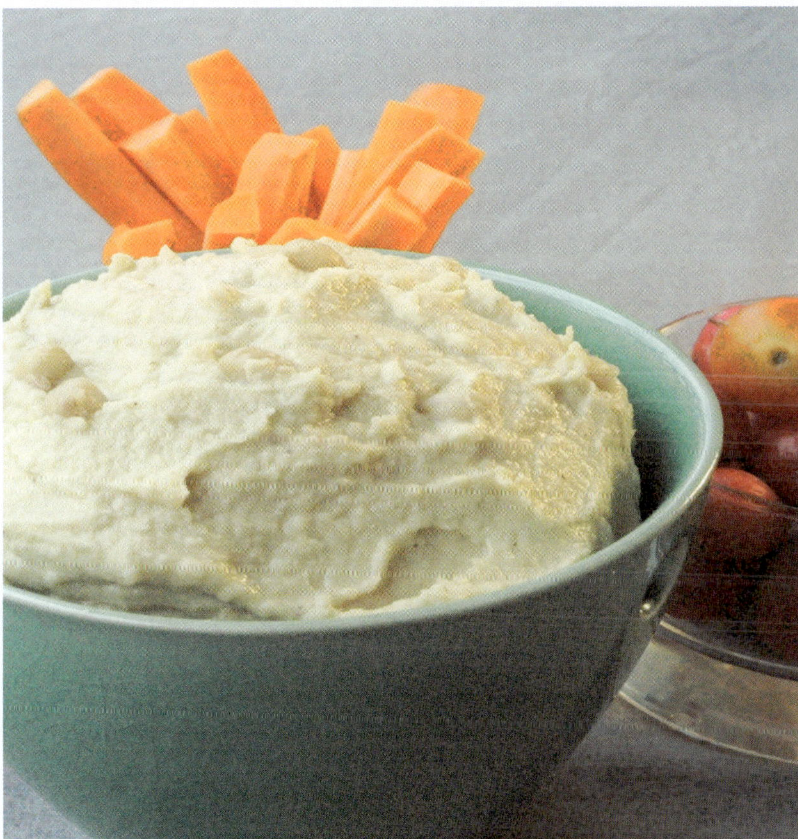

# CRÈME PÂTISSIÈRE LÉGÈRE

212
CAL/PERS

10,5 g de protéines dont 10,5 g animales
29 g de glucides
5 g de lipides

10 min

POUR 1 PERSONNE

**INGRÉDIENTS**

- 250 mL de lait écrémé ou végétal
- 20 g de maïzena
- 1 jaune d'œuf biologique
- 1 pointe de couteau de sucralose
- Arôme vanille (facultatif)

**OBJECTIFS**

→ **PRISE DE MASSE**
Cette recette n'a pas de variante.
→ **RÉGIME**
Cette recette n'a pas de variante.
→ **ENDURANCE**
Cette recette n'a pas de variante.

Mélanger à froid le lait, la maïzena, l'édulcorant et l'arôme.

Porter à ébullition en remuant constamment jusqu'à obtenir une consistance épaisse.

Retirer du feu et ajouter le jaune d'œuf. Laisser refroidir et servir.

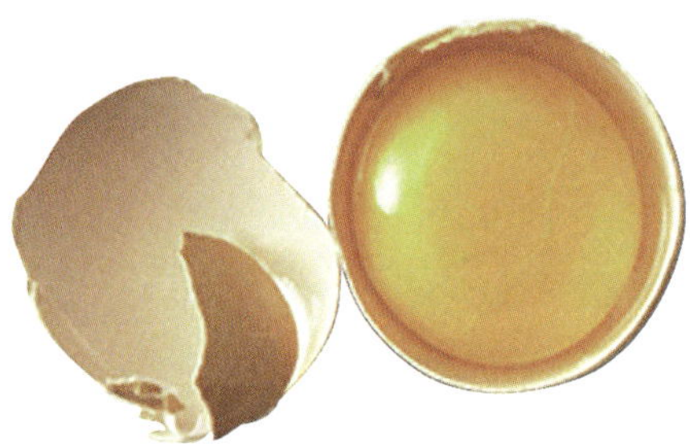

### → L'AVIS DE JULIEN VENESSON

Une crème pâtissière beaucoup plus pauvre en glucides et en calories que la recette originelle.

# MARINADE POUR VOLAILLES

45
CAL / PERS

**1,5 g** de protéines dont 0 g animales
**2 g** de glucides
**2 g** de lipides

130 min

## POUR 4 PERSONNES

### INGRÉDIENTS

- 2 gousses d'ail
- 1 c. à s. de sauce soja
- 1 c. à s. de purée d'amandes ou de noisettes
- 15 g d'amandes ou noisettes hachées
- 1 c. à c. de piment
- 2 c. à c. de paprika
- 1 c. à c. de cumin
- 1 c. à c. de coriandre en poudre
- 1 c. à c. de gingembre
- 1 c. à s. de jus de citron
- 1 pincée de sucralose
- 150 à 200 mL d'eau

### VARIANTES

**→ VARIANTE ÉPICÉE**
Même recette mais avec 2 c. à s. de sauce soja, 1 c. à c. de curcuma ½ c. à c. de cumin, 1 c. à c. de coriandre en poudre, 30 g de gingembre frais émincé, poivre.

**→ VARIANTE SIMPLIFIÉE**
Même recette mais 1 c. à s. de vinaigre balsamique, 2 c. à s. de sauce soja, 1 c. à c. de paprika, ½ c. à c. de cumin, 1 c. à c. de coriandre en poudre.

**Découper la viande en petits morceaux dans un saladier et ajouter les ingrédients de la marinade.**

**Bien mélanger, recouvrir le saladier de papier film et réserver au frais pendant au moins 2 heures avant cuisson.**

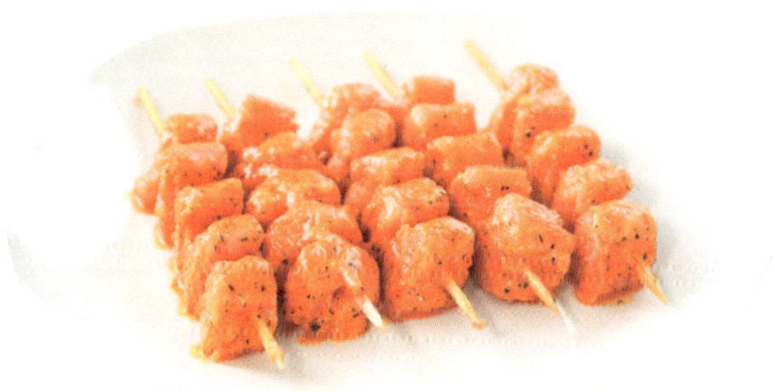

### → L'AVIS DE JULIEN VENESSON

L'utilisation de marinades (riches en épices et en herbes aromatiques) réduit la formation des amines hétérocycliques lors de la cuisson, des substances toxiques impliquées dans certains cancers. Les marinades sont donc idéales avant les cuissons à haute température comme le barbecue.

# PÂTE À TARTINER

**165** CAL/PERS

**6,5 g** de protéines
**16 g** de glucides
**10,5 g** de lipides

10 min

## POUR 2 PERSONNES

### INGRÉDIENTS

- 20 g de cacao en poudre de type Van Houten
- 20 g de maïzena
- 200 mL de lait écrémé ou végétal
- 20 g de noisettes en poudre et/ou arôme noisettes
- 1 pointe de couteau de sucralose

### OBJECTIFS

→ **PRISE DE MASSE**
Cette recette n'a pas de variante.

→ **RÉGIME**
Cette recette n'a pas de variante.

→ **ENDURANCE**
Cette recette n'a pas de variante.

**Dans une petite casserole, mélanger le cacao, la maïzena, le sucralose, l'arôme et/ou la poudre de noisette.**

**Ajouter le lait froid et faire chauffer tout en remuant constamment jusqu'à épaississement de la pâte.**

**Se déguste tiède ou froid, sur des crêpes par exemple.**

### → L'AVIS DE JULIEN VENESSON

La vraie pâte à tartiner aux noisettes mais sans l'huile de palme et sans des montagnes de sucre. Le cacao est riche en antioxydants qui favorisent une bonne souplesse artérielle. Une consommation régulière est donc associée à de meilleures performances intellectuelles et une meilleure santé générale. Quant aux noisettes, elles représentent une bonne source de vitamine E qui protège les graisses de l'oxydation dans notre organisme. Cette pâte se déguste chaude ou froide. Elle est idéale sur des « crêpes du sportif » (page 30) par exemple.

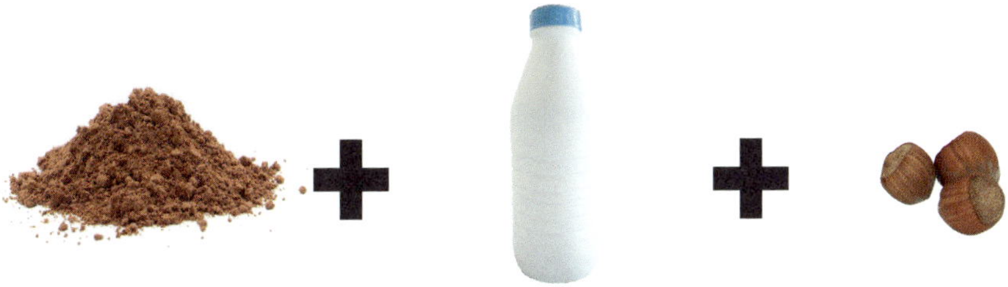

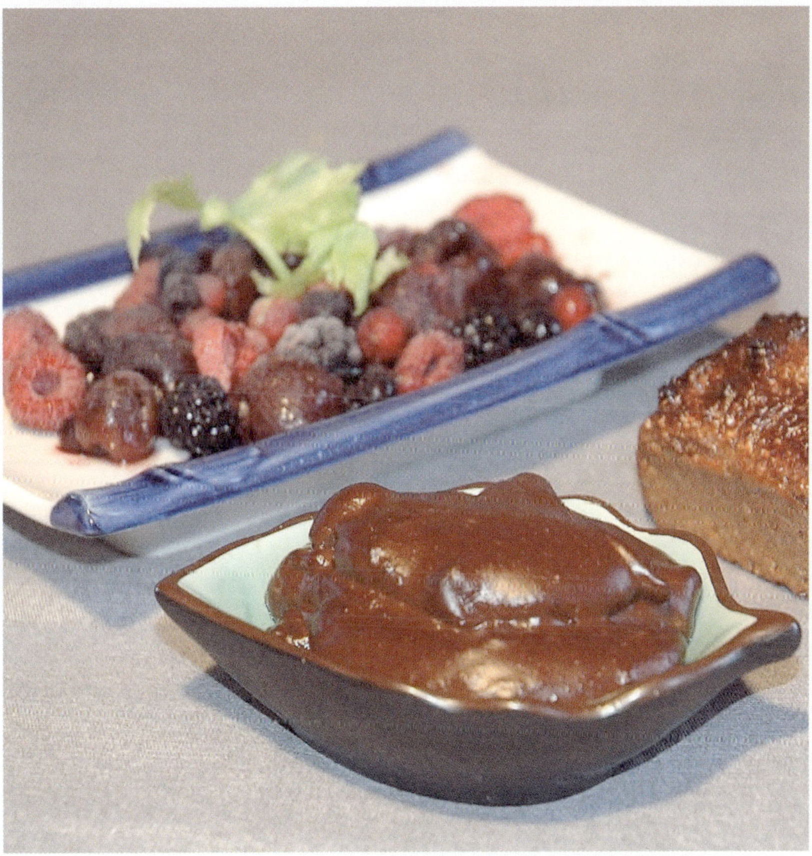

# MAYONNAISE AU CARRÉ FRAIS

129 CAL/PERS

**7 g** de protéines dont 7 g animales
**0,75 g** de glucides
**5 g** de lipides

65 min

## POUR 2 PERSONNES

### INGRÉDIENTS

- 2 jaunes d'œufs biologiques
- 1 c. à c. de moutarde
- 3 carrés frais à 0 % de matières grasses
- Sel et poivre

### OBJECTIFS

→ **PRISE DE MASSE**
Cette recette n'a pas de variante.

→ **RÉGIME**
Cette recette n'a pas de variante.

→ **ENDURANCE**
Cette recette n'a pas de variante.

**Battre les jaunes d'œufs crus avec la moutarde puis ajouter les carrés frais en fouettant.**

**Mettre la préparation au frais 1 heure avant de déguster.**

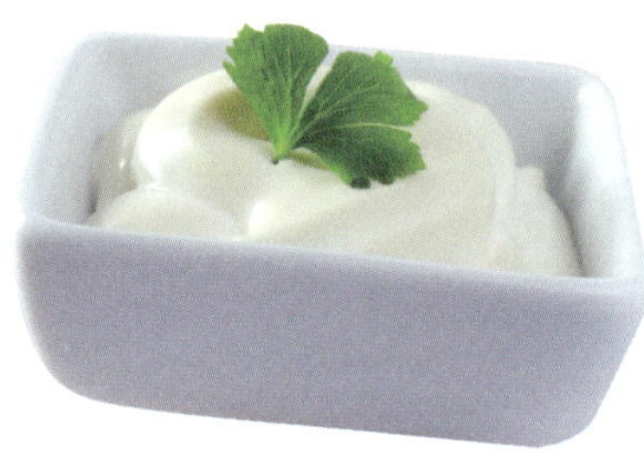

### → L'AVIS DE JULIEN VENESSON

Une mayonnaise bien plus pauvre en matières grasses que la version classique mais néanmoins très bonne.

Idéal en apéritif pour accompagner quelques légumes crus.

# MARINADE POUR POISSONS

**70**
CAL / PERS

**0 g** de protéines dont 0 g animales
**1 g** de glucides
**7,5 g** de lipides

125 min

## POUR 4 PERSONNES

### INGRÉDIENTS

- 2 c. à s. d'huile d'olive
- 2 c. à s. de jus de citron
- 1 c. à s. de câpres ciselés
- 1 gousse d'ail écrasée
- 1 c. à s. d'aneth ciselé
- 1 petit piment rouge

### OBJECTIFS

→ **PRISE DE MASSE**
Cette recette n'a pas de variante.

→ **RÉGIME**
Cette recette n'a pas de variante.

→ **ENDURANCE**
Cette recette n'a pas de variante.

**Faire mariner tous les ingrédients avec le poisson 2 heures minimum au frais puis cuire le poisson. Idéal pour du thon ou de l'espadon.**

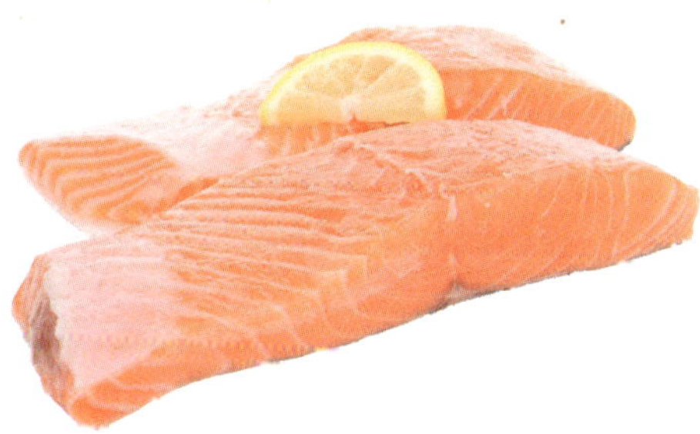

### → L'AVIS DE JULIEN VENESSON

Si les marinades permettent de contrer les effets néfastes des cuissons à haute températures, elles donnent aussi plus de goût aux poissons un peu fades tout en apportant des antioxydants protecteurs. La marinade ce n'est que du positif !

# SAUCE BOLOGNAISE MAISON

**239**
CAL/PERS

**23 g** de protéines dont 20,5 g animales
**11 g** de glucides
**11 g** de lipides

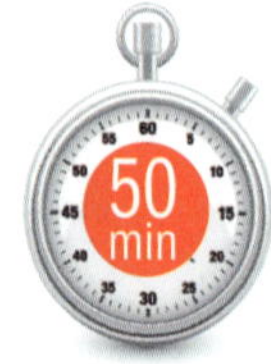


## POUR 4 PERSONNES

### INGRÉDIENTS

- 400 g de bœuf haché à 5 % de matières grasses
- 1 boîte de 400 g de tomates concassées
- 1 petite boîte de concentré de tomates
- 2 c. à s. d'huile d'olive
- 1 carotte
- 1 branche de céleri
- 200 g de champignons de Paris
- 1 oignon
- 2 gousses d'ail
- 1 bouquet garni
- 1 bouillon cube
- 10 olives noires
- 1 c. à c. de paprika
- ½ pointe de sucralose

### OBJECTIFS

→ **PRISE DE MASSE**
Cette recette est adaptée à la prise de masse.

→ **RÉGIME**
Cette recette est adaptée au régime.

→ **ENDURANCE**
Cette recette est adaptée à l'endurance.

Faire revenir l'oignon, le céleri, la carotte, les champignons et l'ail coupé en petits morceaux dans 2 c. à s. d'huile d'olive pendant 10 minutes en remuant régulièrement.

Ajouter la viande et le paprika puis cuire encore 1 minute.

Ajouter les tomates concassées, le concentré de tomates, le bouquet garni, les olives et une pincée d'édulcorant pour couper l'acidité des tomates.

Faire mijoter l'ensemble à feu très doux pendant 30 minutes.

### → L'AVIS DE JULIEN VENESSON

Cette recette peut se préparer la veille pour que les sucs ressortent davantage et que la sauce soit meilleure. Idéale avec des spaghettis ou du riz basmati par exemple.

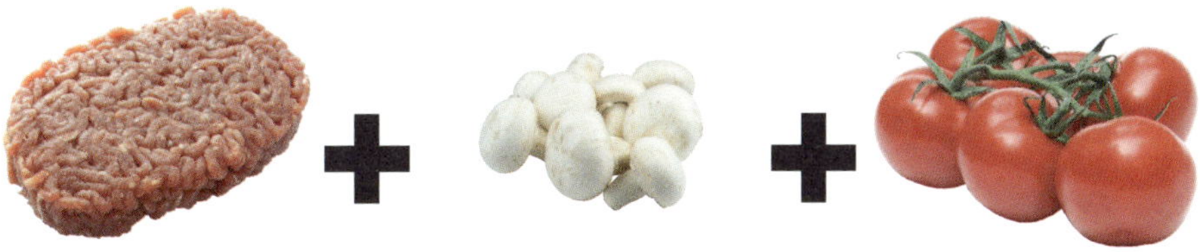

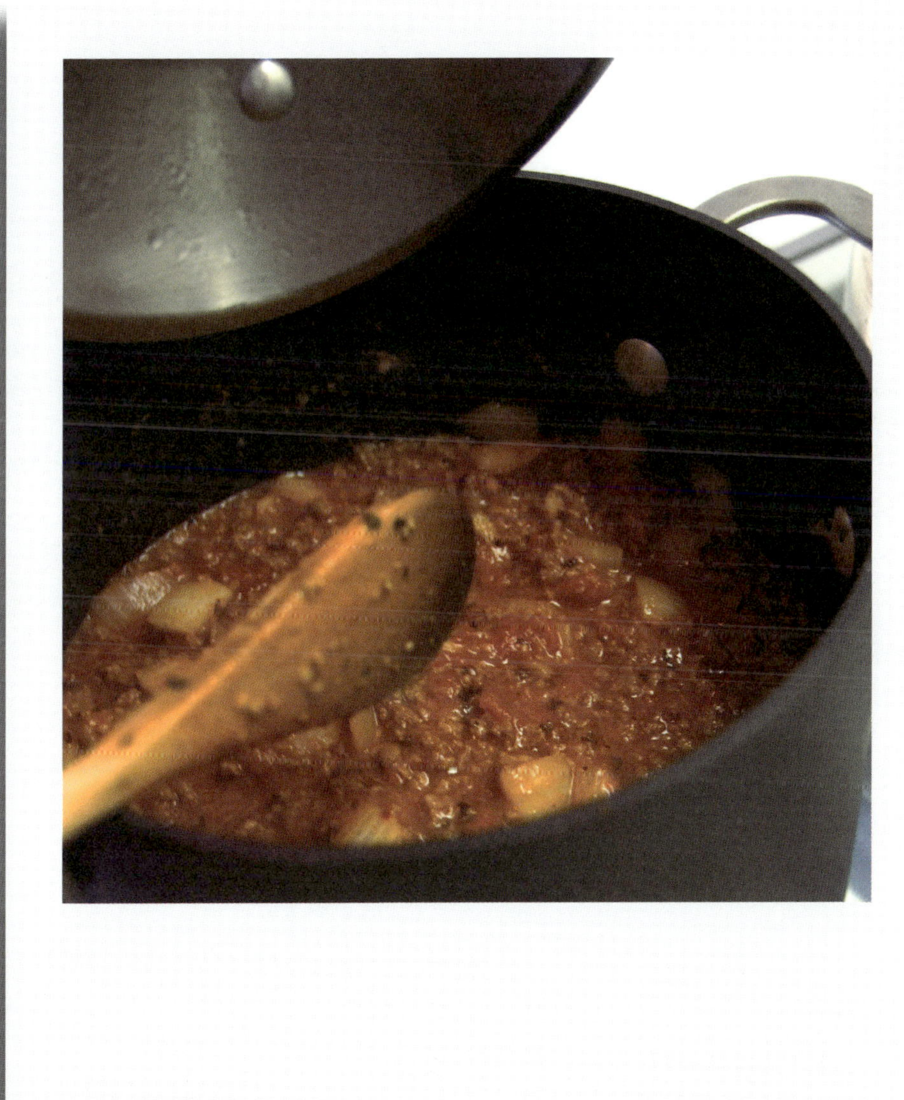

# OÙ TROUVER LES INGRÉDIENTS SPÉCIFIQUES ?

Si la plupart des ingrédients des recettes de la force se trouvent dans n'importe quel supermarché, certains, plus spécifiques, peuvent être achetés dans des boutiques bio ou spécialisées.

• **Arômes :** on trouvera un large choix sur Internet via des sites tels que patiwizz.com. Dans le commerce, l'idéal, ce sont les magasins de fournitures pour la pâtisserie intéressants en termes de coût. À Paris : « G.Detou, 58 Rue Tiquetonne, 75002 ».

• **Canneberges séchées :** on en trouve dans la plupart des magasins diététiques, sur les marchés, ou dans les magasins de fournitures pour la pâtisserie (voir ci-dessus).

• **Farine de kamut :** ce produit est introuvable en grandes surfaces, on peut s'en procurer en magasins diététiques. Attention le kamut contient du gluten.

• **Farine de petit épeautre :** ce produit est introuvable en grandes surfaces, on peut s'en procurer en magasins diététiques. Attention, bien que le petit épeautre soit plus ancien que le blé, il contient du gluten et provoque des réactions d'intolérance chez les personnes qui y sont sensibles.

- **Farine de pois chiches :** ce produit est introuvable en grandes surfaces, on peut s'en procurer en magasins diététiques. Il ne contient pas de gluten.

- **Farine de riz semi-complet :** ce produit se trouve en magasins diététiques et dans certaines épiceries asiatiques. Il ne contient pas de gluten.

- **Farine de sarrasin :** ce produit se trouve en grandes surfaces et en magasins diététiques. Il ne contient pas de gluten.

- **Flocons d'avoine :** ce produit se trouve en grandes surfaces et en magasins diététiques. L'avoine ne contient pas de gluten mais de l'avénine, une protéine de la famille des prolamines à laquelle appartient le gluten. Théoriquement certaines personnes intolérantes au gluten pourraient supporter l'avoine mais je déconseille son utilisation aux allergiques ou intolérants.

- **Flocons d'orge :** on trouve ce produit uniquement en magasins diététiques. L'orge contient une autre prolamine que celle de l'avoine, l'hordéine. Cette dernière est clairement toxique pour les intolérants au gluten.

- **Flocons de millet :** on trouve ce produit uniquement en magasins diététiques. Le millet ne contient pas de gluten et convient aux personnes sensibles.

- **Haricots azuki :** on trouve ce produit en magasins diététiques ou épiceries asiatiques. Noix de coco râpée : on en trouve dans les magasins diététiques, les épiceries asiatiques et en grandes surfaces.

- **Nouilles de haricot mungo :** on en trouve surtout dans les épiceries asiatiques, parfois en magasins diététiques.

- **Purées d'amandes/noisettes/sésame :** on trouve un très large choix de purées d'oléagineux en magasins diététiques.

- **Sirop de riz :** on trouve ce produit en magasins diététiques.

• **Son d'avoine :** on trouve facilement ce produit en magasins diététiques et de plus en plus souvent, en grandes surfaces. Ne pas utiliser en cas d'intolérance au gluten.
• **Son de blé :** on trouve facilement ce produit en magasins diététiques. Ne pas utiliser en cas d'intolérance au gluten.

• **Stévia :** cet édulcorant se trouve aussi bien en grandes surfaces qu'en magasins biologiques où on trouvera plus facilement un concentré sans ajout de maltodextrine.

• **Sucralose :** le sucralose pur est introuvable dans le commerce et difficile à trouver sur Internet. Je recommande le site nutrimuscle.com. Attention, le produit peut sembler onéreux mais n'oubliez pas que son goût sucré est 600 fois supérieur à celui du sucre, à poids égal ! À utiliser avec douceur.

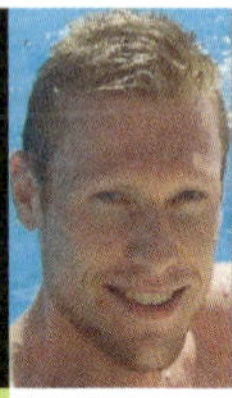

MON COACH NUTRITION

JULIEN VENESSON

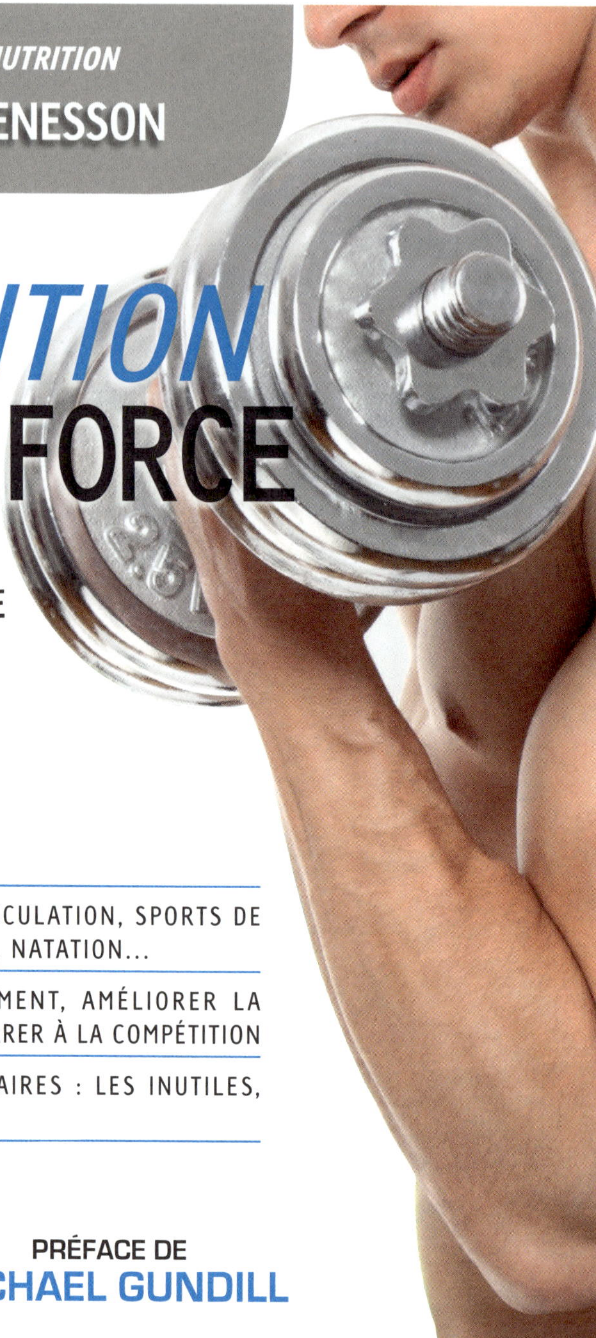

# NUTRITION DE LA FORCE

- PRISE DE MUSCLE
- PERTE DE POIDS
- GAIN DE FORCE

FORCE ATHLÉTIQUE, MUSCULATION, SPORTS DE COMBAT, RUGBY, SPRINT, NATATION...

OPTIMISER L'ENTRAÎNEMENT, AMÉLIORER LA RÉCUPÉRATION, SE PRÉPARER À LA COMPÉTITION

COMPLÉMENTS ALIMENTAIRES : LES INUTILES, LES INDISPENSABLES

THIERRY SOUCCAR ÉDITIONS

PRÉFACE DE MICHAEL GUNDILL